Bruno Brigo

AF859836

Tisane dalla A alla Z

Ricette antiche e moderne

tecniche nuove

Supplemento al n. 6 - novembre 2013 della rivista
Medicina Naturale – ISSN 1121-2896

Direttore responsabile: Giuseppe Nardella
Registrazione Tribunale di Milano n. 314 del 23/4/91
Iscrizione nel registro Nazionale della Stampa n. 630 vol. 7
Foglio 233 del 16.121982

Pubblicazione vendibile nelle farmacie ai sensi dell'art. 7
della legge n. 67 del 25/2/1987

In copertina: particolare di *Grande uccello a cerchi con figure e fiori*
Carlo Zinelli

Redazione: tel. 02 39090273 - 02 39090257, fax 02 39090255
libri@tecnichenuove.com
Vendite: tel. 02 39090440
vendite-libri@tecnichenuove.com
www.tecnichenuove.com

ISBN 978-88-481-2933-6

Questo libro è disponibile in versione digitale su www.tecnichenuove.com

Stampa: Logo, Borgoricco (PD)
Finito di stampare nel mese di dicembre 2023
Printed in Italy

Ogni anno, a luglio, raccolgo in abbondanza i loro fiori e li distendo in soffitta sopra un graticcio e, quando sono ben asciutti, li ripongo al buio in vasi di vetro. Nelle sere d'inverno, dopo cena o prima di coricarmi, una tazza di infuso di fiori di Tiglio con un cucchiaio di miele di Salvia delle isole dalmate è un'ottima bevanda che concilia il sonno e agevola la respirazione.

(Mario Rigoni Stern, *Arboreto Salvatico*)

Da sempre le piante medicinali sono parte della nostra vita quotidiana, anche se l'avvento dei farmaci di sintesi ha temporaneamente oscurato il loro straordinario potere curativo. In ogni epoca, in tutte le culture e in ogni regione del mondo, le piante medicinali sono state, infatti, il fondamento essenziale della terapia. In Occidente, in tempi recenti, si è assistito a una progressiva riscoperta delle piante medicinali. Così la semplice preparazione delle tisane è tornata a essere la forma più diffusa di automedicazione, ridando freschezza a conoscenze antiche, autorevolezza a una pratica arcaica, nuovo impulso a pratiche tradizionali ormai dimenticate, evidenza scientifica a un uso empirico, certezza contro perplessità e dubbi di efficacia. La preparazione di una semplice tisana significa, quindi, attingere a un sapere antico universale, celebrare un rito salutare sempre attuale, compiere un gesto utile per il proprio benessere, riappropriarsi del proprio tempo.

Il testo propone la riscoperta del ruolo delle piante medicinali utilizzate nella preparazione delle tisane e l'attualizzazione del loro impiego, valorizzando i fitocomplessi più utili e adatti alle moderne esigenze. Nella prima parte vengono definite le tecniche di scelta, formulazione e preparazione delle tisane con i tempi e le modalità di somministrazione. Viene inoltre confrontato l'utilizzo delle piante officinali sotto forma di tisane secondo la tradizione occidentale. Nella seconda parte viene proposto l'uso delle tisane nella prevenzione e nella cura di numerose affezioni, con singole piante o miscele, privilegiando le proposte contenute in alcune farmacopee europee basate sull'evidenza di efficacia dell'uso tradizionale. La terza parte comprende brevi schede monografiche, in ordine alfabetico, delle principali piante officinali con le proprietà curative specifiche per ristabilire la salute e contribuire al nostro benessere quotidiano.

Per approfondire il tema delle tisane si consiglia la lettura dei seguenti testi:

- Della Loggia, Roberto, *Piante Officinali per infusi e tisane.* Organizzazione Editoriale Medico-Farmaceutica, Milano, 1993.
- Giannelli, Luigi, *Medicina Tradizionale Mediterranea,* Tecniche Nuove, Milano, 2008.
- Zambotti, Luciano, *Le tisane terapeutiche. Fonte di benessere.* Tecniche Nuove, Milano, 2004.

Indice

1

Introduzione

La tisana è la forma di automedicazione tradizionale più diffusa. La pianta officinale opportunamente seccata conserva all'interno delle cellule vegetali i principi attivi, proteggendoli dall'influenza delle aggressioni esterne e dall'ossidazione. Il calore fa esplodere la cellula vegetale liberando i costituenti e rendendoli disponibili per la cura dei diversi disturbi.

Numerosi studi hanno evidenziato come la tisana, scelta e preparata in modo corretto, sia affidabile, efficace, fedele nella sua attività.

In Occidente la formulazione delle tisane si basa sulle regole generali introdotte nel XIII secolo dalla Scuola salernitana.

L'utilizzazione delle piante medicinali attraverso preparazioni semplici e facili come tisane terapeutiche, infusi, decotti, che ricalcano quasi integralmente, in forma solubile, il complesso delle sostanze contenute nella pianta, è un ottimo metodo per curarsi perché queste preparazioni non sfruttano un'unica sostanza attiva, ma un vero e proprio cocktail di principi attivi.

(A.S. Roversi)

Decotto, infuso, cataplasma

Il **decotto** è una preparazione fitoterapica il cui solvente è l'acqua (idrolito). Il decotto consiste nel fare bollire le piante medicinali in acqua per un tempo da 5 a 20 minuti. Quando le droghe sono finemente tagliate bastano 5 minuti, mentre sono necessari 20 minuti se sono dure o legnose. La dose media abituale è di 3 cucchiai di droga in 2 tazze di acqua. Non conservare il decotto per un tempo superiore a 12 ore.
L'**infuso** è una preparazione fitoterapica il cui solvente è l'acqua (idrolito). Si ottiene versando acqua bollente sulle piante medicinali in un recipiente a chiusura per evitare la perdita di oli volatili. Si lascia riposare per 5-15 minuti e quindi si filtra. La dose media abituale è da 1 a 3 cucchiai da tè per una tazza di acqua. L'infuso va assunto immediatamente. Una delle modalità più comuni di utilizzare le piante medicinali è la preparazione di una *tisana* (*species*). Essa non è frutto di improvvisazione. La sua composizione obbedisce a regole precise. Gli ingredienti di una tisana sono quattro: rimedio di base, coadiuvante, complemento e correttore. 1) Il rimedio di base (*remedium cardinale*) può essere unico o costituito da 2 o 3 rimedi. 2) Il fitocomplesso adiuvante (*adjuvans*) armonizza o esalta l'attività del rimedio di base. 3) Il complemento (*constituens*) assicura l'aspetto e la

consistenza della tisana. 4) Il correttivo (*corrigens*) è costituito da sostanze aromatiche che migliorano il sapore.

Impacco e cataplasma
Generalmente la tisana è preparata per essere bevuta, ma in alcuni casi si può anche impiegare per via esterna, sotto forma di impacco o cataplasma. Si tratta di una pratica molto antica che viene utilizzata principalmente per curare dolori articolari, distorsioni, mal di schiena... Talvolta impacchi e cataplasmi sono usati anche per dare sollievo a disturbi interni e vengono applicati direttamente sulla regione interessata, per esempio a livello del torace per una tosse persistente, sul fegato per una digestione lenta, sulla loggia renale nella calcolosi. In base alla scelta si può utilizzare la pianta o le sue parti (fiori, piccole foglie) o ridurla in polvere (radici, rametti). Si procede quindi miscelando la pianta in acqua molto calda, in modo da ottenere una pasta che verrà spalmata su una garza. Non resta che applicare questa garza sull'area voluta, lasciandola in sede fino a quando il cataplasma si è raffreddato.

VANTAGGI E SVANTAGGI DELLE TISANE

La tisana rappresenta la forma tradizionale per eccellenza di pratica della fitoterapia. La cellula vegetale che viene seccata secondo le regole costituisce il miglior ricettacolo per tutti i principi attivi. L'effetto del calore permette di estrarre solamente i principi attivi solubili nell'acqua, provocando la rottura della cellula vegetale. Si liberano inoltre alcuni altri principi attivi, come gli oli essenziali delle piante aromatiche.
La tisana è dunque affidabile. Quando viene preparata correttamente, produce un'attività costante della pianta scelta, purché questa sia di buona qualità. La cellula vegetale, infatti, ha

sviluppato un processo di mantenimento della propria integrità, in previsione di periodi di clima secco, che preserva l'attività dei principi attivi. Questi ultimi, protetti dalla membrana cellulare, sono al riparo dai diversi meccanismi che ne possono compromettere l'attività, soprattutto dall'ossidazione conseguente alla combinazione con l'ossigeno dell'aria.
Nella pianta che viene seccata è perfettamente preservato il contenuto in sostanze volatili e, in particolare, gli oli essenziali. Basta, infatti, strofinare tra le dita una foglia disseccata di lavanda o di menta per avvertire il profumo che si sprigiona.
Numerosi studi confermano l'efficacia delle tisane, promuovendone l'uso come automedicazione.
Si è evidenziato come la pianta secca presenti una buona stabilità che può essere stimata in un tempo pari o superiore a un anno, secondo la parte della pianta utilizzata. È noto come semi, radici e rametti si conservino meglio rispetto a foglie e fiori.
È stato dimostrato anche come i pesticidi, che comunque non dovrebbero essere assolutamente impiegati nella coltura delle piante medicinali, non vengano estratti dall'acqua, in quanto solubili nei grassi.

Le tisane presentano anche alcuni inconvenienti:

- il sapore può risultare talvolta sgradevole;
- fragilità del prodotto e durata di conservazione limitata;
- il materiale necessario per la preparazione;
- il tempo di preparazione e la scomodità dell'assunzione, non sempre compatibili con la vita moderna.

Per tali ragioni si possono preferire forme galeniche più elaborate.

INDICAZIONI GENERALI E SCELTA DELLE PIANTE MEDICINALI

L'indicazione all'uso delle piante medicinali da tisana deriva quasi esclusivamente dalla tradizione. La maggior parte di esse, infatti, è utilizzata da lungo tempo per alleviare o curare disturbi, malesseri e malattie vere e proprie.
Come sostiene il Professor Roberto Della Loggia, la maggior parte delle droghe da tisana utilizzate in terapia trova impiego in cinque gruppi di indicazioni:

1. **disturbi gastrointestinali** (difficoltà digestive, meteorismo, stitichezza, diarrea, intestino irritabile);
2. **malattie delle vie biliari** (discinesia delle vie biliari, difficoltà digestive per i grassi, pesantezza e sonnolenza post-prandiale);
3. **disturbi psichici** (nervosismo, ansia, depressione, disturbi del sonno);
4. **tosse e malattie da raffreddamento** (prevenzione e cura di influenza, raffreddore, faringite, infezioni delle prime vie aeree);
5. **disturbi urinari** (ritenzione idrica, cistite).

Vengono indicate qui di seguito le piante medicinali (droghe) utilizzate per la preparazione di tisane, in base al tessuto, al sistema o all'apparato del corpo umano su cui esse esercitano principalmente la loro attività.

1. Sistema nervoso centrale

Arancio, fiori	Luppolo
Asperula	Meliloto
Biancospino	Melissa
Camomilla	Passiflora
Escoltzia	Rosolaccio
Iperico	Tiglio
Lavanda	Valeriana

2. Apparato cardiovascolare

Achillea	Meliloto
Amamelide	Mirtillo nero
Biancospino	Olivo
Cardiaca	Pungitopo
Centella	Vischio
Fumaria	Vite rossa
Ginkgo	

3. Apparato respiratorio

Agrimonia	Liquirizia
Altea	Malva
Anice	Piantaggine
Capelvenere	Rosolaccio
Enula	Salvia
Erisimo	Timo
Eucalipto	Timo serpillo
Iris	Tiglio
Issopo	Verbasco
Lichene islandico	Zenzero

4. Apparato digerente

Piante amare

Angelica	China
Assenzio	Genziana
Centaurea	

Piante antispasmodiche gastriche

Basilico	Melissa
Maggiorana	

Piante digestive

Achillea	Finocchio
Alloro	Menta
Anice	Salvia
Camomilla	Verbena odorosa
Carvi	Zenzero

Piante carminative (per meteorismo)

Aneto	Coriandolo
Anice stellato	Cumino
Anice verde	Finocchio
Carvi	

Piante antiulcera

Camomilla	Liquirizia
Camomilla romana	

Piante con mucillagini

Altea	Malva
Lino	

Piante lassative

Aloe	Frangola
Cascara	Rabarbaro
Cassia	Senna

Piante antispasmodiche intestinali

Achillea	Camomilla
Alloro	Lavanda
Angelica	Melissa

5. Apparato epatobiliare

Bardana	Lavanda
Boldo	Melissa
Calendula	Menta
Carciofo	Rabarbaro
Cardo mariano	Rafano
Curcuma	Rosmarino
Fumaria	Tarassaco
Genziana	

6. Metabolismo

Bardana	Matè
Betulla	Mirtillo nero
Carciofo	Noce
Eucalipto	Olivo
Frassino	Ribes nero
Galega	Salvia
Gelso nero	Solidago
Ginepro	Tè di Giava (*Orthosiphon*)

7. Apparato urinario

Asparago	Ononide
Betulla	Ortica
Ciliegio	Parietaria
Equiseto	Pilosella
Erica	Tè di Giava (*Ortosiphon*)
Ginepro	Uva ursina
Gramigna	Verga d'oro
Mais	

8. Apparato genitale femminile

Achillea	Camomilla
Agnocasto	Cardiaca
Alchemilla	Cimicifuga
Amamelide	Luppolo
Artemisia	Maggiorana
Biancospino	Passiflora
Borsa del pastore	Salvia
Calendula	Trifoglio pratense

9. Cute e annessi cutanei (capelli, cuoio capelluto, unghie)

Bardana	Olmo
Cicoria	Ortica
Elicriso	Salsapariglia
Equiseto	Tarassaco
Fumaria	Viola del pensiero selvatica
Gramigna	

10. Apparato locomotore

Achillea	Liquirizia
Artiglio del diavolo	Olmaria
Betulla	Ortica
Curcuma	Ribes nero
Equiseto	Salice
Frassino	

Controindicazioni

Anche l'uso di preparati naturali ottenuti da piante officinali può provocare effetti indesiderati o persino tossici. In particolare le controindicazioni più comuni derivano da somministrazioni non corrette (es. lassativi e purganti in gravidanza, uso di droghe coleretiche e colagoghe in presenza di calcolosi biliare o di diverticoli intestinali, fitocomplessi immunostimolanti in corso di malattie autoimmuni, piante officinali amare nella gastrite ipersecretiva).

Sinergia

Il termine 'sinergia' deriva dal greco *syn*, 'insieme', e *érgon*, 'opera', e significa collaborare, lavorare insieme. Due piante medicinali sono sinergiche quando, somministrate insieme, esercitano un'azione comune che potenzia le proprietà terapeutiche di ciascuna di esse.

La droga che esercita l'esaltazione o il potenziamento si dice *sinergizzante*; l'altra, che subisce l'influenza, *sinergizzata*.

Quando i principi attivi di due piante medicinali si addizionano semplicemente si parla di ***sinergia di somma***. Un esempio di sinergia di somma è costituito da alcune piante medicinali *(Ballota nigra, Leonurus cardiaca, Salvia sclarea)* che sono sinergiche nei confronti della *Cimicifuga racemosa* nel trattamento dei disturbi della menopausa, come le vampate di calore. Un altro esempio è rappresentato dalla sinergia di alcune piante *(Arctium lappa, Echinacea purpurea, Fumaria officinalis)* nei confronti della *Viola tricolor* nella cura dell'acne.

Quando l'azione dei principi attivi di singole piante è maggiore della somma delle azioni dei singoli componenti, si parla di ***sinergia di potenziamento***. Un esempio di sinergia di potenziamento può essere evidenziato dalla sinergia tra *Withania somnifera* e *Ginkgo biloba* per migliorare concentrazione e memoria. Un ulteriore esempio di potenziamento sinergico si può realizzare associando *Drosera rotundifolia* con *Eucalyptus globulus, Grindelia robusta* e *Inula helenium*, nel trattamento della tosse secca e produttiva.

Formulazione

Nel 1978 il Comitato dell'OMS per la selezione e la specificazione delle piante officinali ha stabilito alcune direttive generali:

- Le piante medicinali vanno indicate e prescritte con la denominazione latina, internazionale, seguita dall'indicazione della parte della pianta utilizzata (es. Biancospino, *Crataegus oxyacantha flores*; Liquirizia, *Glycyrrhiza glabra radix*; Anice, *Pimpinella anisum fructus*).
- Le dosi delle singole droghe presenti in una preparazione officinale devono essere indicate in grammi o in percentuale, in modo che la loro somma sia pari a 100. Per esempio, tisana sedativa: *Valeriana radici (Valeriana officinalis radix) 25%, Arancio fiori (Citrus aurantium flores 20%, Passiflora parti aeree (Passiflora incarnata herba) 20%; Anice frutti (Pimpinella anisum fructus) 15%, Melissa foglie (Melissa officinalis folia) 10%, Menta piperita foglie (Mentha piperita folia) 10%.*

In generale le tisane non dovrebbero contenere più di quattro, cinque o al massimo sei piante officinali. A questa regola fanno eccezione le tisane depurative e le tisane espettoranti, in cui si possono associare anche dieci o venti piante. Per la composizione razionale di una tisana a scopo preventivo o terapeutico sono tuttora valide le regole stabilite dalla Scuola salernitana del XIII secolo, modificate dal dottor Madaus.

Una tisana è composta da diverse droghe che vengono suddivise in quattro gruppi, ciascuno dei quali dotato di funzioni e attività specifiche proprie:

1. *remedium cardinale* (rimedio cardinale o di base);
2. *adiuvans* (adiuvante o alleato);
3. *constituens* (complementare);
4. *corrigens* (correttore).

Il rimedio cardinale *(remedium cardinale)*
È il termine introdotto dalla Scuola salernitana per indicare la pianta o le piante di base, responsabili dell'attività di una tisana per la presenza di principi attivi, dotati di attività specifica per il trattamento del disturbo o della malattia che si intende curare. Viene anche definito *rimedio di base*.

Adiuvante *(adiuvans)*
Termine impiegato per indicare una delle piante che fanno parte di una tisana e che ha il compito di rinforzare il rimedio cardinale, allargare lo spettro d'azione curando altri sintomi e favorire l'assorbimento dei principi attivi delle piante che vengono associate. Viene anche definito *alleato*.

Complementare *(constituens)*
Con questo termine viene indicata una pianta aggiunta alla miscela per conferirle un aspetto piacevole e il colore desiderato.

Correttore *(corrigens)*
Termine che indica una o più piante aggiunte alla miscela per migliorare le caratteristiche organolettiche della tisana, conferendole un gusto gradevole o correggendone sapore e aroma. Segue l'elenco, in ordine alfabetico, delle principali piante aromatizzanti, coloranti e decorative.

Piante aromatizzanti

Anice stellato	Finocchio
Anice verde	Karkadè
Arancio, fiori	Lavanda
Arancio, scorze	Liquirizia
Camomilla	Melissa
Cannella	Menta piperita
Cardamomo	Salvia
Carvi	Timo serpillo
Coriandolo	Verbena odorosa

Piante coloranti

ARANCIO → calendula, curcuma
AZZURRO → fiordaliso, lavanda
BIANCO → camomilla romana
NERO → malva (fiori)
ROSSO → karkadè, rosolaccio
VERDE → menta, ortica

Piante decorative

Arancio, fiori	Malva
Arancio, scorze	Rosa canina
Calendula	Rosa, petali
Camomilla	Rosolaccio
Camomilla romana	Sambuco, fiori
Erica	Tiglio
Karkadè	Verbasco
Lavanda	

Preparati per tisana

In commercio sono disponibili diversi preparati nei quali la quantità di piante officinali è prestabilita (bustine-filtro, tisane 'espresso', tisane solubili, estratto nebulizzato, granulati).
Nel testo vengono indicati i criteri di scelta delle piante medicinali in relazione al disturbo o alla malattia considerati, con indicazioni sulle modalità di preparazione e di uso della specifica tisana e le eventuali precauzioni da seguire.

Preparazione delle tisane

Decotto e infuso sono le preparazioni tradizionali più diffuse. Quando si utilizzano parti legnose (radici, scorza, rametti) si prepara un decotto, mentre l'infuso è riservato alle foglie e alle sommità fiorite.
Per preparare un infuso basta far bollire dell'acqua, solitamente nella quantità di una tazza grande, pari a 150 ml. Quando comincia a bollire, prima che compaiano le grosse bolle, la si versa sulle piante officinali che sono state dosate in precedenza. Si lascia in infusione per un tempo che varia generalmente tra 2 e 15 minuti. Si filtra e si beve, evitando di aggiungere zucchero.
Per le tisane più amare si può aggiungere un cucchiaino di miele o di stevia (dolcificante naturale) o una pianta officinale più dolce (verbena, liquirizia, melissa).
Per preparare un decotto si immerge la pianta o la miscela nell'acqua fredda e si fa bollire per il tempo consigliato.

Tempi di somministrazione

Vengono riassunte alcune regole generali sulle modalità di assunzione delle tisane:
- le tisane sedative si assumono prima dei pasti;
- le tisane toniche si assumono preferibilmente al mattino e prima dei pasti;
- le tisane digestive si assumono prima dei pasti;
- le tisane lassative si assumono a stomaco vuoto;
- le tisane bechiche si assumono lontano dai pasti;
- le tisane coleretiche e colagoghe si assumono dopo i pasti;
- le tisane per indurre il sonno si assumono prima di dormire;
- le tisane che possono irritare lo stomaco si assumono dopo i pasti;
- in caso di vomito le tisane vanno somministrate a piccoli sorsi ripetuti.

Conservazione e durata delle piante officinali

Per la conservazione delle piante officinali utilizzate nelle tisane vanno osservate le stesse regole richieste per gli altri medicamenti.
Per quasi tutte le piante è necessaria la protezione dalla luce, sia per evitare il rapido sbiadire e il peggioramento dell'aspetto delle foglie, delle parti verdi e dei fiori, sia per evitare che l'esposizione alla luce acceleri le reazioni chimiche che portano all'alterazione o alla decomposizione dei componenti della pianta.
Il mantenimento della qualità ottimale di un preparato fitoterapico richiede inoltre una temperatura adeguata. In generale a ogni aumento di temperatura di 10 °C, raddoppia la velocità

delle reazioni chimiche, alterando e diminuendo il contenuto dei principi attivi e, in particolare, delle sostanze volatili. Perciò è consigliabile conservare le piante e i preparati in luoghi il più possibile freschi. Sarà pertanto preferibile immagazzinare le piante in una cantina asciutta piuttosto che in un solaio assolato.

Un tasso elevato di umidità comporta una più veloce degradazione dei principi attivi del fitocomplesso per attivazione dell'enzima glicosidasi e aumenta il rischio di una contaminazione da parte di muffe e altri microrganismi. In base a tali considerazioni si raccomanda di conservare le piante in un ambiente con umidità relativa inferiore al 60%.

Anche il grado di sminuzzamento influenza la conservazione delle droghe, in quanto una droga molto sminuzzata comporta un aumento della superficie esposta all'azione dei vari fattori esterni considerati in precedenza, soprattutto se contengono principalmente essenze, tannini o principi amari.

Per la conservazione delle droghe in magazzino, erboristeria o farmacia sono adatti i barattoli di latta, a chiusura ermetica, a eccezione delle 'droghe' contenenti oli essenziali, per le quali si consigliano recipienti di vetro scuro, sempre a chiusura ermetica.

2

Uso terapeutico delle tisane

Nella pratica, le piante officinali vengono utilizzate singolarmente (monoerbe) oppure miscelate con altre per la prevenzione e la cura di diverse affezioni, come depurazione periodica o per ridurre l'impiego di farmaci.

Tra i vari costituenti di una miscela si distinguono le droghe principali, essenziali per l'attività specifica della tisana, le droghe complementari che completano l'attività delle prime e le droghe ausiliarie che correggono aroma e sapore.

Buoni esempi di miscele vengono proposti da alcune farmacopee europee, sulla base dell'uso tradizionale.

Nell'antichità avevano come regola quella di attaccare immediatamente la malattia fin dall'inizio: durante i primi dieci giorni venivano utilizzati degli infusi [...]. *Se, dopo questi dieci giorni, il malato non era guarito, venivano utilizzati dei decotti di piante medicinali (composti di foglie, rami o radici, separatamente o i tre insieme). Inoltre, il medico doveva studiare bene l'evoluzione della malattia. Con questo metodo, si poteva cacciare via l'energia morbosa e rendere certa la guarigione della malattia.*

(Nei King So Ouenn XIII, 3)

ACNE

Manifestazione infiammatoria cutanea dei follicoli piliferi, in particolare del viso e del dorso, conseguente all'infiammazione dei follicoli pilosebacei e all'aumentata secrezione delle ghiandole sebacee. L'acne si sviluppa nelle aree cutanee con elevata concentrazione di ghiandole sebacee (viso, torace, parte alta del dorso, collo).

Tisana composta per acne (Salvatore Iozzi)

Agrimonia foglie e sommità fiorite (*Agrimonia eupatoria herba*)
Carciofo foglie caulinari (*Cynara scolymus folia*)
Dulcamara steli (*Solanum dulcamara herba*)
Olmo corteccia dei rami (*Ulmus campestris cortex*)
In ana parti (parti uguali)

Preparazione e uso: mettere in infusione un cucchiaio da tavola della miscela in 150 ml (una tazza) di acqua bollente per 10 minuti, quindi filtrare. Bere 3 tazze al giorno.

Afta

Ulcerazione circoscritta della mucosa del cavo orale. Presenta margini piani e arrossati con una superficie grigiastra o giallastra. La lesione è intensamente dolorosa, in particolare nella fase iniziale, quando provoca difficoltà nell'assumere cibo.

Tisana composta

Altea radici (*Althaea officinalis*)	35%
Malva fiori (*Malva sylvestris*)	35%
Salvia foglie (*Salvia officinalis*)	30%

Preparazione e uso: fare macerare 7 grammi della miscela in 100 ml di acqua per 15 minuti (infuso al 7%). Trascorsi i 15 minuti portare il macerato a lieve bollore. Lasciare raffreddare ed eseguire dei risciacqui del cavo orale per 3-4 volte al giorno.

Anemia da carenza di ferro

Calo dell'emoglobina e dei globuli rossi circolanti (valori di emoglobina < 11 g/dL per i bambini, < 12 g/dL per le donne, < 11 g/dL in gravidanza, < 13 g/dL per gli uomini secondo le indicazioni dell'OMS). Si manifesta con pallore, facile esauribilità, ridotta resistenza allo sforzo fisico e mentale, irritabilità, palpitazioni, cefalea, fragilità degli annessi cutanei (unghie e capelli). La terapia si basa sulla somministrazione di preparati a base di ferro, da continuare fino alla normalizzazione dei valori dell'emoglobina e dei globuli rossi, e anche fino alla reintegrazione dei depositi di ferro (ferritina). Viene suggerita la formulazione di una tisana composta adatta a stimolare il midollo osseo per la produzione di globuli rossi (emopoiesi).

Tisana composta

Equiseto parti aeree (*Equisetum arvense herba*)	30%
Ortica foglie (*Urtica dioica herba*)	30%
Fieno greco semi (*Trigonella foenum graecum semen*)	20%
Romice rizoma (*Rumex crispus radix*)	20%

Preparazione e uso: aggiungere un cucchiaio da tè della miscela in 150 ml (una tazza) di acqua bollente e lasciare in infusione coperta per 10 minuti, quindi filtrare. Bere 2-3 tazze al giorno per 2-3 mesi e ripetere gli esami dell'emocromo.

Ansia

Stato emotivo con sensazione di minaccia e pericolo imminente e indefinibile, caratterizzato dalla diminuzione o scomparsa del controllo della personalità. Spesso assume il carattere accessuale della 'crisi', fino al panico o al terrore, con anarchia del comportamento e compromissione totale delle funzioni cognitive.

Tisana sedativa (*Farmacopea Elvetica*, VII edizione)

Valeriana radici (*Valeriana officinalis radix*)	25%
Arancio fiori (*Citrus aurantium flores*)	20%
Passiflora parti aeree (*Passiflora incarnata herba*)	20%
Anice frutti (*Pimpinella anisum fructus*)	15%
Melissa foglie (*Melissa officinalis folia*)	10%
Menta piperita foglie (*Mentha piperita folia*)	10%

Preparazione e uso: aggiungere un cucchiaio della miscela in 150 ml (una tazza) di acqua bollente e lasciare in infusione coperta per 10-15 minuti, quindi filtrare. Bere una tazza di tisana preparata di fresco 2-3 volte al giorno, preferibilmente al risveglio, nel tardo pomeriggio e prima di coricarsi.

Astenia (*vedi* Stanchezza)

Bronchite acuta

Infiammazione della mucosa bronchiale, a recrudescenza stagionale invernale propria di tutte le età, ma più frequente nel bambino e nell'anziano. Esordisce con febbre e tosse secca, soprattutto notturna. Segue la comparsa di espettorato mucoso o mucopurulento. In convalescenza è spesso presente tosse irritativa, persistente. La febbre associata a manifestazioni respiratorie richiede la visita medica. Nelle forme più semplici è sufficiente bere molti liquidi, inalare vapore o utilizzare un umidificatore. Le forme più severe, caratterizzate da febbre ed espettorato colorato, richiedono il trattamento antipiretico, antibiotico e fluidificante.

Tisana composta sintomatica

Altea radici (*Althaea officinalis radix*)	30%
Enula rizoma (*Inula helenium rhizoma*)	30%
Liquirizia radice (*Glycyrrhiza glabra radix*)	20%
Anice frutti (*Pimpinella anisum fructus*)	20%

Preparazione e uso: mettere in infusione un cucchiaio della miscela in 150 ml (una tazza) di acqua bollente per 10 minuti. Bere una tazza di tisana preparata di fresco più volte al giorno. Conservare la miscela al riparo da luce e umidità.

Calura

Per combattere il caldo eccessivo, soprattutto nel corso della stagione estiva, si può ricorrere alle proprietà rinfrescanti, dissetanti e reidratanti di bevande gradevoli, come la tisana proposta qui di seguito. In particolare il tè rosso *(Rooibos)* è una bevanda particolarmente ricca di minerali e flavonoidi in grado di combattere i radicali liberi, utile per prevenire le malattie degenerative. I fiori di karkadè hanno anch'essi proprietà antiossidanti e contribuiscono a ridurre il colesterolo elevato e la pressione arteriosa.

Tisana per combattere il caldo (Francesco Novetti)

Rooibos foglie e rametti (*Aspalanthus linearis herba*)	40%
Karkadè fiori (*Hibiscus sabdariffa flores*)	20%
Verbena odorosa parti aeree fiorite (*Verbena officinalis herba*)	20%
Malva fiori (*Malva sylvestris flores*)	10%
Arancio dolce scorza (*Citrus aurantium var. dulcis cortex*)	10%

Preparazione e uso: aggiungere un cucchiaio da tavola della miscela in 150 ml di acqua bollente e lasciare in infusione coperta per 10 minuti, quindi filtrare. Bere 3 tazze al giorno.

Cambio di stagione

La tisana proposta favorisce l'adattamento dell'organismo al cambio stagionale, in particolare tra inverno e primavera, favorendo l'eliminazione delle scorie accumulate durante l'inverno (depurazione) e riattivando l'energia vitale mediante lo stimolo di piante rivitalizzanti adattogene, contribuendo a contrastare la stanchezza.

Tisana composta

Eleuterococco radici (*Eleutherococcus senticosus radix*)	30%
Rodiola radici (*Rhodiola rosea radix*)	20%
Verbena pianta intera (*Verbena officinalis herba*)	20%
Melissa foglie (*Melissa officinalis folia*)	15%
Menta piperita foglie (*Mentha piperita folia*)	15%

Preparazione e uso: aggiungere un cucchiaio da tavola della miscela per tazza di acqua bollente; lasciare per circa 10 minuti in infusione coperta, quindi filtrare. Bere 1-2 tazze al dì (al risveglio e nel corso della giornata).
Questa tisana è controindicata quando si assumono farmaci per la tiroide, in quanto la melissa viene impiegata per controllare l'ipertiroidismo. È sconsigliata, inoltre, in caso di iperacidità gastrica e di terapia omeopatica concomitante per la presenza di menta.

Cellulite

La cellulite è il risultato dell'accumulo a livello sottocutaneo di una sostanza gelatinosa, costituita da grasso, scorie e acqua, conseguente a un disordine del tessuto connettivo e del microcircolo. La pelle presenta il caratteristico aspetto 'a buccia d'arancia'. Vita sedentaria, disturbi circolatori, errori alimentari, alterazioni ormonali sono i principali fattori favorenti la cellulite. In Medicina estetica si preferisce definire la cosiddetta cellulite con il termine di *panniculopatia fibrosclerotica* o *microangiopatia fibrosclerotica*, sottolineando come alla base del processo di formazione vi sia il proliferare di tessuto fibroso a seguito di un rallentamento e di una perturbazione del ricambio dei liquidi a livello del microcircolo.

Tisana composta

Pungitopo radici (*Ruscus aculeatus radix*)	30%
Centella parte aerea (*Centella o Hydrocotile asiatica herba*)	20%
Ippocastano foglie (*Aesculus hippocastanum folia*)	15%
Amamelide foglie (*Hamamelis virginiana folia*)	15%
Tiglio fiori (*Tilia cordata inflorescentia*)	10%
Curcuma radice (*Curcuma longa radix*)	10%

Preparazione e uso: aggiungere un cucchiaio da tavola della miscela in 150 ml (una tazza) di acqua bollente e lasciare in infusione coperta per 10 minuti, quindi filtrare. Bere 3 tazze al giorno.

CIRCOLATORI, DISTURBI

Il gonfiore delle gambe è un disturbo molto comune che si accentua con la stazione eretta o seduta, nelle professioni sedentarie e con il calore. Spesso è conseguenza della stasi venosa e linfatica. Tende ad aggravare nella stagione estiva.

Tisana per gonfiore delle gambe (Francesco Novetti)

Vite rossa foglie (*Vitis vinifera rubra folia*)	30%
Meliloto sommità fiorite e foglie (*Meliloti herba*)	20%
Mirtillo nero foglie (*Vaccinium myrtillus folia*)	20%
Ippocastano foglie (*Aesculus hippocastanum folia*)	15%
Pilosella pianta intera (*Hieracium pilosella herba*)	15%

Preparazione e uso: aggiungere un cucchiaio della miscela a una tazza d'acqua bollente e lasciare in infusione coperta per 15 minuti prima di filtrare. Bere da 1 a 3 tazze al giorno, secondo l'intensità del disturbo. Si consiglia di preparare la quantità giornaliera in una sola volta.

CIRROSI EPATICA

Processo anatomopatologico caratterizzato da fenomeni di necrosi, rigenerazione epatica e fibrosi. L'architettura generale del parenchima epatico appare completamente alterata dal proliferare di tessuto fibrotico. Clinicamente si manifesta con astenia, anoressia, marcato dimagrimento, alterazioni cutanee (eritrosi palmare, teleangectasie, ecchimosi), alterazioni neurologiche (tremore epatico), alterazioni endocrine (atrofia testicolare, ginecomastia), ascite. La presenza di un'epatopatia cronica comporta un periodico monitoraggio clinico, laboratoristico e strumentale. Il trattamento prevede misure per rallentare il danno delle cellule epatiche (abolizione dell'alcol, corretta funzionalità intestinale, riduzione dell'apporto di proteine con la dieta) e per eliminare, se possibile, la causa.

Tisana semplice

Cardo mariano frutti (*Carduus marianus* o *Silybum marianum fructus*)

Preparazione e uso: versare un cucchiaino da tè ricolmo (5 g) di frutti di cardo mariano in acqua bollente e lasciare in infusione coperta per 15 minuti, quindi filtrare. Bere una tazza di tisana preparata di fresco 3-4 volte al giorno, mezz'ora prima dei pasti. Assumere la tisana per periodi prolungati.

Cistite

Infezione della vescica che si manifesta con minzioni frequenti, dolorose e scarse, tenesmo e senso di peso in regione sovrapubica. L'urocoltura conferma l'infezione delle vie urinarie quando sono presenti più di 100.000 batteri per millilitro di urina.

Tisana anti-cistite (*Farmacopea Elvetica*, VII edizione)

Uva orsina foglie (*Arctostaphylos uva-ursi folia*)	45%
Liquirizia radici (*Glycyrrhiza glabra radix*)	30%
Betulla foglie (*Betula pendula folia*)	25%

Preparazione e uso: aggiungere un cucchiaio da tavola della miscela in 150 ml di acqua bollente e lasciare in infusione coperta per 10 minuti, quindi filtrare. Bere 3 tazze al giorno.

Colesterolo elevato

Componente del sangue di importanza vitale, dotato di molteplici funzioni, il colesterolo è un elemento costitutivo della membrana di tutte le cellule e della guaina mielinica che riveste i nervi. È indispensabile per la formazione dei sali biliari, della vitamina D e di molti ormoni. Quando il colesterolo è in eccesso si accumula nel tessuto adiposo, nei lipomi, nei calcoli biliari e nelle placche di aterosclerosi. Queste ultime si formano per il depositarsi di grassi a livello della parete arteriosa e provocano un restringimento o l'ostruzione del lume dei vasi. La Società Europea dell'Arteriosclerosi ritiene che i valori medi ottimali di colesterolo nel sangue siano di 200-220 mg per 100 ml per l'adulto e 160-180 per i bambini.

Tisana composta

Carciofo foglie caulinari (*Cynara scolymus folia*)
Tarassaco radice (*Taraxacum officinale radix*)
Fumaria pianta intera (*Fumaria officinalis herba*)
In ana parti

Preparazione e uso: aggiungere un cucchiaino da tè in 150 ml (una tazza) di acqua bollente e lasciare in infusione coperta per 10 minuti, quindi filtrare. Bere 2 tazze al giorno, mezz'ora prima di pranzo e di cena. Controllare ogni tre mesi l'assetto lipidico (colesterolo, colesterolo-HDL e LDL, trigliceridi).

Depurazione

Le cure depurative praticate da millenni in tutte le civiltà hanno tutte in comune l'assunzione prolungata e regolare di piante medicinali per un periodo sufficientemente lungo. In questo modo vengono stimolati in maniera blanda ma efficace il fegato, il rene, l'intestino, la pelle e gli organi di eliminazione che canalizzano verso l'esterno le sostanze da eliminare, le scorie del metabolismo e i liquidi in eccesso.

Tisana composta depurativa

Veronica parti aeree (*Veronica officinalis herba*)	30%
Agrimonia parti aeree (*Agrimonia eupatoria herba*)	20%
Boldo foglie (*Peumus boldus folia*)	20%
Combreto foglie (*Combretum micrantum folia*)	15%
Fumaria pianta intera (*Fumaria officinalis herba*)	15%

Preparazione e uso: aggiungere 2 cucchiaini di tisana in 200 ml di acqua bollente. Protrarre la bollitura per 1 minuto. Depositare 20 minuti. Bere 1 o 2 tazze al dì.

Possibili controindicazioni: nel caso di utilizzo di piante officinali aventi azione colagoga e coleretica, come alcune di quelle qui considerate, bisogna prestare particolare attenzione in caso di ostruzioni delle vie biliari.

Tisana per cure primaverili (Francesco Novetti)

Eleuterococco radici (*Eleutherococcus senticosus radix*)	30%
Rodiola radici (*Rhodiola rosea radix*)	20%
Verbena foglie (*Verbena officinalis folia*)	20%
Menta piperita foglie (*Mentha piperita folia*)	15%
Melissa foglie (*Melissa officinalis folia*)	15%

Preparazione e uso: aggiungere un cucchiaio da tavola della miscela per tazza di acqua bollente e lasciare in infusione coperta per circa 10 minuti, quindi filtrare. Bere 1-2 tazze al dì (al risveglio e nel corso della giornata).
Questa tisana è controindicata quando si assumono farmaci per la tiroide, in quanto la melissa viene impiegata per controllare l'ipertiroidismo. È sconsigliata, inoltre, in caso di iperacidità gastrica e di terapia omeopatica concomitante per la presenza di menta.

Diabete tipo 2

Il diabete mellito non insulino-dipendente è una condizione morbosa che si sviluppa negli adulti di entrambi i sessi, spesso associata a obesità di tipo androide e caratterizzata da iperglicemia, ridotta tolleranza del glucosio e ridotta sensibilità nei confronti dell'insulina. Il diabete rappresenta un fattore di rischio importante per le malattie cardiovascolari, la nefropatia, la retinopatia, la neuropatia diabetica e altre condizioni morbose. Le conclusioni di numerose ricerche sono unanimi nel considerare come l'attività fisica praticata con regolarità possa contribuire a mantenere valori normali di glicemia e ad aumentare la sensibilità di tutti i tessuti nei confronti dell'insulina.

Tisana ipoglicemizzante (Luigi Giannelli)

Bardana radici (*Arctium lappa radix*)	40%
Rosmarino foglie (*Rosmarinus officinalis folia*)	20%
Galega parti aeree (*Galega officinalis herba*)	20%
Noce foglie (*Juglans regia folia*)	10%
Capelvenere pianta intera (*Adiantum capillus veneris herba*)	10%

Preparazione e uso: aggiungere un cucchiaio da tavola della miscela in 150 ml (una tazza) di acqua bollente per 10 minuti. Filtrare e bere 3 tazze al giorno.

Diarrea

La parola diarrea (dal greco *diarrhein*, colare da tutte le parti) indica l'emissione di feci acquose o liquide. La ripetuta espulsione di feci formate non è da considerarsi diarrea. Può associarsi a tenesmo (crampo doloroso in regione addominale inferiore sinistra, con sforzi evacuativi inefficaci) ed espulsione esplosiva di gas. Nella **gastroenterite virale** si ha la brusca comparsa di nausea con vomito, seguita da diarrea associata o no a crampi addominali, in corso di epidemia influenzale.

Tisana semplice

Salcerella sommità fiorite (*Lythrum salicaria herba*)

Preparazione e uso: versare un cucchiaino da tè in 150 ml (una tazza) di acqua bollente e lasciare in infusione coperta per 5 minuti, quindi filtrare. Bere 3-4 tazze al giorno.

DIGESTIVE, DIFFICOLTÀ (*V.* DISPEPSIA)

DISCINESIA BILIARE

Insieme di disturbi caratterizzati da spasmi dolorosi localizzati nella parte addominale alta a destra, talvolta irradiati posteriormente all'angolo inferiore della scapola. I disturbi si accentuano in concomitanza con l'assunzione di grassi o fritti e in condizioni di stress.

Tisana composta

Centaurea minore parti aeree fiorite (*Centaurium erythraea herba*)	30%
Fumaria pianta intera (*Fumaria officinalis herba*)	30%
Menta piperita foglie (*Mentha piperita folia*)	20%
Rosmarino foglie (*Rosmarinus officinalis folia*)	20%

Preparazione e uso: mettere in infusione un cucchiaio della miscela in una tazza per 15 minuti, quindi filtrare. Bere una tazza al giorno, prima di pranzo e prima di cena.

Dismenorrea

Sindrome dolorosa ritmata dal mestruo. Può manifestarsi nei giorni che precedono il flusso, nel primo giorno del mestruo o durante il flusso mestruale. Va esclusa l'origine organica (malformazioni, endometriosi).

Tisana composta

Salvia foglie (*Salvia officinalis folia*)	30%
Achillea parti aeree (*Achillea millefolium herba*)	20%
Calendula fiori (*Calendula officinalis flores*)	20%
Artemisia (*Artemisia vulgaris folia*)	15%
Camomilla fiori (*Matricaria chamomilla flores*)	15%

Preparazione e uso: mettere in infusione un cucchiaio da tavola della miscela in 150 ml (una tazza) di acqua bollente per 10 minuti, quindi filtrare. Bere più volte al giorno.

Dispepsia

Termine generico che si riferisce a numerosi sintomi dovuti ad alterazione del processo digestivo, solitamente di origine funzionale: processo digestivo lento, peso epigastrico, sonnolenza postprandiale, eruttazioni, meteorismo, alitosi. Si distingue la dispepsia ipostenica (digestione lenta, peso epigastrico, sonnolenza postprandiale) e la dispepsia iperstenica (bruciori, crampi dolorosi). Turbe digestive prolungate richiedono accertamenti clinici e strumentali che escludano lesioni organiche (es. ulcera gastroduodenale).

Tisana per le difficoltà digestive

Finocchio semi (*Foeniculum vulgare fructus*)	30%
Anice verde frutti (*Pimpinella anisum fructus*)	20%
Liquirizia radici (*Glycyrrhiza glabra radix*)	20%
Angelica radici (*Angelica archangelica radix*)	20%
Verbena odorosa parti aeree (*Verbena officinalis herba*)	10%

Preparazione e uso: aggiungere un cucchiaio da tavola della miscela in 150 ml (una tazza) di acqua bollente per 10 minuti, quindi filtrare. Bere 3 tazze al giorno.

Diuretica, tisana

È indicata in tutte le condizioni nelle quali si ricerca un effetto diuretico (edema, ritenzione, stasi, gonfiore, ipertensione).

Tisana diuretica (*Farmacopea Ufficiale Italiana*, IX edizione)

Betulla foglie (*Betula pendula folia*)	50%
Gramigna rizoma (*Agropyrum o Triticum repens rhizoma*)	50%

Preparazione e uso: mettere in infusione un cucchiaio da tavola della miscela in 150 ml (una tazza) di acqua bollente per 10 minuti, quindi filtrare. Bere 3 tazze al giorno.

Eczema

Affezione dermatologica acuta, subacuta o cronica, caratterizzata da arrossamento, vescicole, ispessimento cutaneo e croste. Spesso le lesioni sono intensamente pruriginose. Si distingue un eczema costituzionale o atopico, che si manifesta già nei primi anni di vita, e un eczema topico o da contatto che interessa l'adulto.

Tisana composta

Dulcamara steli (*Solanum dulcamara herba*)	30%
Veronica parte aerea fiorita (*Veronica officinalis herba*)	20%
Olmo corteccia dei rami (*Ulmus campestris cortex*)	20%
Centaurea minore sommità fiorite (*Centaurium erythraea herba*)	10%
Saponaria radice (*Saponaria officinalis radix*)	10%
Betulla corteccia (*Betula alba cortex*)	10%

Preparazione e uso: mettere in infusione un cucchiaio da tavola della miscela in 150 ml (una tazza) di acqua bollente per 10 minuti, quindi filtrare. Bere 3 tazze al giorno.

Edema linfatico (v. Linfedema)

Edema venoso (v. Varici)

Emicrania

È la forma più comune di cefalea vasomotoria. Predilige il sesso femminile, ha carattere familiare e si manifesta con crisi dolorose violente caratterizzate da dolore intenso pulsante, solitamente fronto-orbitario o temporale, talvolta precedute da sintomi premonitori e accompagnate da fenomeni digestivi, neurovegetativi, vascolari. L'emicrania può esordire già in età scolare con cefalea di tipo gravativo, scatenata dalla prolungata applicazione allo studio.

Tisana composta antiemicranica (Piergiorgio Chiereghin)

Asperula pianta intera senza radici (*Asperula odorata folia*)	30%
Verbena pianta intera (*Verbena officinalis folia*)	30%
Melissa foglie (*Melissa officinalis folia*)	20%
Lavanda fiori (*Lavandula officinalis flores*)	10%
Rosmarino foglie (*Rosmarinus officinalis folia*)	10%

Preparazione e uso: mettere in infusione un cucchiaio da tavola della miscela in 150 ml (una tazza) di acqua bollente per 10 minuti, quindi filtrare. Bere 3 tazze al giorno.

Emorroidi

Dilatazioni varicose del plesso emorroidario, dovute a diversi fattori (debolezza costituzionale delle pareti venose, stipsi abituale, sedentarietà). I più comuni fattori scatenanti di una crisi emorroidaria comprendono abuso di alcolici, abuso di alimenti piccanti, sforzi fisici prolungati, gravidanze e parti. Clinicamente le emorroidi si manifestano con sensazione di congestione, dolore, prurito, prolasso della mucosa, sanguinamento. Possono mascherare un carcinoma del retto-sigma.

Tisana composta

Ippocastano semi (*Aesculus hippocastanum semen*)	60%
Pungitopo radici (*Ruscus aculeatus radix*)	40%

Preparazione e uso: mettere in infusione un cucchiaio della miscela in una tazza di acqua bollente (150 ml) per 15 minuti, quindi filtrare. Bere da 1 a 3 tazze al giorno, in base all'intensità dei disturbi.

Epatite virale

Processo infiammatorio del fegato di origine virale. Rappresenta la forma più nota e frequente di epatite acuta. Predilige soggetti giovani e adulti, venuti a contatto con pazienti itterici (epatite A) o soggetti emotrasfusi (epatiti B e C). La fase iniziale è caratterizzata da una sintomatologia similinfluenzale o dispeptica oppure articolare. Quando compare l'ittero scompare ogni altro sintomo, per cui il paziente si sente in pieno benessere. Le feci sono normocromiche o ipocromiche. Le urine sono ipercromiche e schiumose ('birra scura'). I dati di laboratorio evidenziano un notevole incremento delle transaminasi, ipersideremia, iperbilirubinemia mista e presenza di urobilinogeno nelle urine.

Tisana semplice

Cardo mariano frutti (*Carduus marianus* o *Silybum marianum fructus*)

Preparazione e uso: mettere in infusione un cucchiaino da tè ricolmo (5 g) di frutti di cardo mariano in acqua bollente e filtrare dopo 15 minuti. Bere una tazza di tisana preparata di fresco 3-4 volte al giorno, mezz'ora prima dei pasti. Assumere la tisana per periodi prolungati, controllando periodicamente gli esami della funzionalità epatica.

Faringite

Processo infiammatorio acuto o cronico della faringe. Comprende numerose varietà in base alla sede, alla natura e all'origine. Le forme più frequenti sono di origine virale o streptococcica. Si può manifestare con mal di gola, febbre, ingrossamento dei linfonodi del collo, dolore auricolare.

Tisana composta

Agrimonia sommità fiorite (*Agrimoniae herba*)	40%
Salvia foglie (*Salvia officinalis folia*)	20%
Piantaggine (*Plantago lanceolata herba*)	20%
Liquirizia radici (*Glycyrrhiza glabra radix*)	20%

Preparazione e uso: mettere in infusione un cucchiaio della miscela in 150 ml (una tazza) di acqua bollente e filtrare dopo 5 minuti. Usare come astringente per gargarismi. Per uso interno bere una tazza di tisana 3 volte al giorno. La miscela ha proprietà astringente e antinfiammatoria.

Febbre

Aumento della temperatura corporea dovuto a reazione a una malattia. Spesso è associata a manifestazioni locali d'organo, ma può manifestarsi isolata. Richiede una corretta interpretazione della causa e la prevenzione della disidratazione e delle complicanze.

Tisana composta sintomatica

Tiglio fiori (*Tilia platyphyllos flores*)	30%
Sambuco fiori (*Sambucus nigra flores*)	30%
Olmaria fiori (*Spiraea ulmaria flores*)	20%
Rosa canina scorza (*Rosae pseudofructus*)	20%

Preparazione e uso: mettere in infusione un cucchiaio della miscela in 150 ml (una tazza) di acqua bollente per 10 minuti, quindi filtrare. Bere una tazza di tisana preparata di fresco, più volte al giorno. Conservare la miscela al riparo da luce e umidità.

Fibromialgia

Detta anche *sindrome di Atlante*, dal nome del Titano che secondo il mito greco portava il mondo sulle spalle. Malattia caratterizzata da svariati sintomi tra i quali sono frequenti i dolori muscolari diffusi a tutta la schiena e una marcata stanchezza con facile esauribilità. Talvolta si associano altri disturbi tra cui l'emicrania e l'intestino irritabile. In base alle recenti revisioni da parte degli studiosi, si è posta maggiore attenzione ai disturbi generali (astenia, disturbi dell'umore, disturbi del sonno, intestino irritabile) conseguenti a un'alterazione dei centri della regolazione da parte dei neuromediatori. Solitamente si ha una scarsa risposta ai farmaci, che spesso sono mal tollerati.

Tisana composta

Eleuterococco radici (*Eleutherococcus senticosus radix*)	30%
Rodiola radici (*Rhodiola rosea radix*)	20%
Verbena pianta intera (*Verbena officinalis herba*)	20%
Melissa foglie (*Melissa officinalis folia*)	15%
Menta piperita foglie (*Mentha piperita folia*)	15%

Preparazione e uso: mettere in infusione coperta un cucchiaio da tavola della miscela per tazza di acqua bollente (150 ml) e filtrare dopo 10 minuti. Bere 1-2 tazze al dì (al risveglio e nel corso della giornata).
Questa tisana è controindicata quando si assumono farmaci per la tiroide, in quanto la melissa viene impiegata per controllare l'ipertiroidismo. È sconsigliata, inoltre, in caso di ipe-

racidità gastrica e di terapia omeopatica concomitante per la presenza di menta.

FLEBITE (*V.* TROMBOFLEBITE)

FRAGILITÀ CAPILLARE

Dilatazione del reticolo vascolare capillare superficiale, in particolare a livello del viso e degli arti inferiori. Viene indicata anche con il termine *teleangectasie*, che significa 'dilatazione dei capillari'. Spesso si manifesta con ecchimosi per traumi anche modesti.

Tisana composta per fragilità capillare e teleangectasie

Vite rossa foglie (*Vitis vinifera rubra folia*)	30%
Meliloto sommità fiorite e foglie (*Meliloti herba*)	20%
Mirtillo nero foglie (*Vaccinium myrtillus folia*)	20%
Ippocastano foglie (*Aesculus hippocastanum folia*)	15%
Pilosella pianta intera (*Hieracium pilosella herba*)	15%

Preparazione e uso: aggiungere un cucchiaio della miscela a una tazza di acqua bollente e lasciare in infusione coperta per 15 minuti prima di filtrare. Bere da 1 a 3 tazze al giorno, secondo l'intensità del disturbo, per cicli ripetuti di 20 giorni al mese. Si consiglia di preparare la quantità giornaliera in una sola volta.

FUOCO DI SANT'ANTONIO (*V.* HERPES ZOSTER)

GAMBE GONFIE (*V.* CIRCOLATORI, DISTURBI)

GASTRITE

Processo infiammatorio della mucosa dello stomaco. Può essere acuta o cronica. Le cause più comuni di **gastrite acuta** sono l'assunzione di farmaci antinfiammatori e lo stress intenso. La **gastrite cronica** può essere provocata da un'infezione da *Helicobacter pylori*, dall'eccesso di alcol, dal fumo di tabacco o da malattie autoimmuni. I sintomi comprendono dolore epigastrico, nausea e vomito (gastrite acuta). Nella gastrite cronica si può associare un'anemia da carenza di ferro come conseguenza di fenomeni microemorragici.

Tisana semplice

Camomilla fiori (*Matricaria camomilla flores*)

Preparazione e uso: aggiungere un cucchiaio di capolini a una tazza di acqua bollente (150 ml), coprire e lasciare in infusione per 10 minuti, quindi filtrare. Bere una tazza di tisana preparata di fresco più volte al giorno.
Nella tradizione germanica, la camomilla viene impiegata per la sua attività antinfiammatoria e antidolorifica nel trattamento della gastrite, della duodenite e dell'ulcera gastroduodenale, secondo le modalità della 'cura del rotolamento' (*roll kur*). Il paziente assume una tazza di camomilla restando disteso supino per almeno 5 minuti, quindi sul fianco destro, poi sul sinistro e infine nella posizione prona, per lo stesso tempo.

Tisana composta per lo stomaco (van Hellemont)

Arancio amaro foglie (*Citrus aurantium folia*)
Camomilla fiori (*Matricaria camomilla flores*)
Menta piperita foglie (*Mentha piperita flores*)
In ana parti

Preparazione e uso: mettere in infusione un cucchiaio da tavola raso della miscela in 150 ml di acqua bollente per 10 minuti. Bere dopo pranzo e dopo cena, senza zuccherare.

GENGIVOSTOMATITE

Processo infiammatorio delle gengive di origine infettiva che si manifesta con dolore gengivale, ulcerazioni, abbondante salivazione, alitosi fetida, tumefazione dei linfonodi satelliti, lieve rialzo termico. Le ulcerazioni sono crateriformi, compaiono alla sommità delle papille interdentali e si propagano sulla gengiva marginale, buccale o linguale, talora fino al palato.

Tisana composta

Altea radici (*Althaea officinalis*)	35%
Malva fiori (*Malva sylvestris*)	35%
Salvia foglie (*Salvia officinalis*)	30%

Preparazione e uso: fare macerare 7 grammi della miscela in 100 ml di acqua per 15 minuti (infuso al 7%). Trascorsi i 15 minuti portare il macerato a lieve bollore. Lasciare raffreddare ed eseguire dei risciacqui del cavo orale per 3-4 volte al giorno.

GOTTA

Malattia caratterizzata da accessi acuti di artrite e valori elevati di acido urico nel sangue. Gli attacchi sono dovuti al precipitare dei cristalli di urato a livello dell'articolazione. Nella crisi acuta di gotta il dolore è notturno, favorito dai microtraumatismi (deambulazione) e localizzato a livello dell'alluce, dell'olecrano e del padiglione auricolare.

Tisana antigottosa (Leclerc, Valnet, van Hellemont)

Frassino foglie (*Fraxinus excelsior folia*)
Ribes nero foglie (*Ribes nigrum folia*)
Olmaria sommità fiorite (*Spiraea ulmaria flores*)
In ana parti

Preparazione e uso: un cucchiaio da minestra, ben raso, della miscela per 200 ml di acqua bollente. Filtrare dopo 10 minuti. Bere almeno 3 tazze al giorno.

Herpes simplex

Infezione di origine virale con una particolare affinità per la cute, dove determina la comparsa di vescicole riunite a grappolo. Insorge soprattutto in seguito a stress, esposizione solare, affaticamento, mestruo, processi febbrili, assunzione di alcuni alimenti o farmaci.

Tisana composta (Luigi Giannelli)

Bardana radici (*Arctium lappa radix*)	30%
Curcuma radice (*Curcuma longa radix*)	30%
Ortosiphon foglie (*Orthosiphon stamineus folia*)	10%
Gramigna rizoma (*Agropyrum* o *Triticum repens radix*)	10%
Echinacea radice (*Echinacea purpurea*)	10%
Piantaggine parti aeree (*Plantago lanceolata herba*)	10%

Preparazione e uso: mettere in infusione un cucchiaio da tavola della miscela in 150 ml (una tazza) di acqua bollente per 10 minuti, quindi filtrare. Bere 3 tazze al giorno.

Herpes zoster

Detto anche *fuoco di sant'Antonio*, è un'infezione di origine virale conseguente alla riattivazione del virus varicella-zoster. Di solito il dolore precede di qualche giorno la comparsa dell'eruzione, caratterizzata da arrossamento cutaneo, presto seguito da vescicole distribuite lungo il decorso di uno o più nervi intercostali o cranici. Il processo evolve in 15-30 giorni con desquamazione e chiazze discromiche.
In alcuni casi si hanno complicanze: infezione batterica, nevralgia posterpetica, paralisi.

Tisana composta

Bardana radici (*Arctium lappa radix*)	30%
Primula radici e fiori (*Primula vulgaris radix*)	30%
Ortica foglie (*Urtica urens o dioica herba*)	20%
Achillea parti aeree (*Achillea millefolium herba*)	10%
Noce foglie e pericarpo (*Juglans regia folia*)	10%

Preparazione e uso: far bollire un cucchiaio da minestra di miscela per 10 minuti in un litro e mezzo di acqua, quindi filtrare. Bere 3 tazze al giorno.

Indigestione

L'**indigestione** si manifesta con un insieme di disturbi digestivi (nausea, dolore addominale, bruciore gastrico) dopo aver consumato cibo in quantità eccessive o troppo rapidamente, oppure dopo un pasto piccante o a base di grassi.

Tisana composta per lo stomaco (van Hellemont)

Arancio amaro foglie (*Citrus aurantium var. amara*)
Camomilla fiori (*Matricaria camomilla*)
Menta piperita foglie (*Mentha piperita folia*)
In ana parti

Preparazione e uso: un cucchiaio da tavola raso della miscela infuso per 10 minuti in 150 ml (una tazza) di acqua bollente. Filtrare e bere dopo pranzo e dopo cena, senza zuccherare.

Influenza

Infezione respiratoria acuta, di origine virale, caratterizzata dall'esordio brusco di malessere o febbre, stato di agitazione o prostrazione, cefalea, dolori muscolari, tosse.

Tisana semplice preventiva

Echinacea radici

Preparazione e uso: infusione di mezzo cucchiaino da tè (circa 1 g) per tazza d'acqua bollente. Dopo circa 10 minuti filtrare e bere una tazza due volte al giorno, lontano dai pasti, per un periodo di due mesi.

Tisana composta sintomatica

Tiglio fiori (*Tilia platyphyllos flores*)	30%
Sambuco fiori (*Sambucus nigra flores*)	30%
Olmaria fiori (*Spiraea ulmaria flores*)	20%
Rosa canina scorza (*Rosae pseudofructus*)	20%

Preparazione e uso: versare un cucchiaio della miscela in 150 ml (una tazza) di acqua bollente, coprire e lasciare in infusione per 10 minuti, quindi filtrare. Bere una tazza di tisana preparata di fresco, più volte al giorno. Conservare la miscela al riparo da luce e umidità.

INSONNIA

La qualità del sonno non si giudica dalla durata ma dal suo potere ristoratore. Il sonno notturno è caratterizzato dal susseguirsi di tre o quattro cicli della durata di due ore. Ogni ciclo prevede cinque fasi successive: addormentamento, sonno leggero, sonno profondo, fase REM, risveglio. I disturbi del sonno comprendono: difficoltà di addormentamento, risvegli notturni, risvegli mattutini precoci.

Tisana composta

Escolzia parti aeree (*Eschscholzia californica herba*)	30%
Tiglio fiori (*Tilia cordata flores*)	30%
Arancio dolce pericarpo frutti (*Citrus aurantium cortex var. dolce*)	20%
Melissa foglie (*Melissa officinalis folia*)	10%
Menta foglie (*Mentha piperita folia*)	10%

Preparazione e uso: aggiungere un cucchiaio da tavola della miscela in 150 ml (una tazza) di acqua bollente, coprire e lasciare in infusione per 10 minuti, quindi filtrare. Bere una tazza prima di coricarsi.

Intestino irritabile

Detto anche *colon irritabile*, è un quadro clinico caratterizzato da tensione dolorosa addominale, meteorismo, alterazioni dell'alvo con tendenza alla stipsi, alla diarrea o all'alternanza stipsi-diarrea. Predilige il sesso femminile e la giovane età.

Tisana composta

Finocchio semi (*Foeniculum vulgare fructus*)	30%
Anice verde frutti (*Pimpinella anisum fructus*)	20%
Liquirizia radici (*Glycyrrhiza glabra radix*)	20%
Angelica radici (*Angelica archangelica radix*)	20%
Verbena odorosa parti aeree (*Verbena officinalis herba*)	10%

Preparazione e uso: mettere in infusione un cucchiaio da tavola della miscela in 150 ml (una tazza) di acqua bollente per 10 minuti, quindi filtrare. Bere 3 tazze al giorno.

Iperidrosi

Condizione caratterizzata da sudorazione abbondante, spesso di natura psicosomatica. La salvia tende a ridurre, normalizzando, la sudorazione.

Tisana semplice

Salvia foglie (*Salvia officinalis folia*)

Preparazione e uso: mettere in infusione un cucchiaio da tè in 150 ml di acqua bollente per 10 minuti, quindi filtrare e lasciarla raffreddare. Bere 2-3 tazze al giorno.

Ipertensione arteriosa

Secondo i criteri stabiliti dall'OMS, l'ipertensione arteriosa può essere confermata per valori di pressione, misurati a riposo e in posizione supina, > 160 mmHg per la massima (sistolica) e > 90 mmHg per la minima (diastolica).

Tisana semplice

Ulivo foglie (*Olea europea folia*)

Preparazione e uso: 30 g di foglie per litro d'acqua. Bollire 10 minuti e lasciare riposare un'ora prima di filtrare. Bere nel corso della giornata, per cinque giorni alla settimana. Pausa di una settimana ogni mese, per cicli di tre mesi. In caso di ipertensione lieve e moderata.

Tisana composta

Ulivo foglie (*Olea europea folia*)
Biancospino fiori e foglie (*Crataegus oxyacantha folia cum flores*)
Vischio foglie e rametti (*Viscum album*)
In ana parti

Preparazione e uso: mettere in infusione un cucchiaio da tavola della miscela in 150 ml (una tazza) di acqua bollente per 10 minuti, quindi filtrare. Bere 3 tazze al giorno.

Ipotensione arteriosa

Condizione caratterizzata da valori di pressione < 100/60 mmHg. La forma essenziale è uno stato costituzionale piuttosto che una malattia: predilige le giovani donne e si manifesta con astenia, vertigini e tendenza alla lipotimia. L'ipotensione arteriosa può anche essere secondaria a prolungata convalescenza dopo infezioni batteriche o virali, gastroenterite, vomito e diarrea profusi, sudorazione eccessiva, affaticamento psicofisico, anemia, sanguinamento, parto, allattamento.

Tisana semplice

Cardo mariano frutti (*Carduus marianus* o *Silybum marianum fructus*)

Preparazione e uso: versare un cucchiaino da tè ricolmo (5 g) di frutti di cardo mariano in acqua bollente e fltrare dopo 15 minuti. Bere una tazza di tisana preparata di fresco 3-4 volte al giorno, mezz'ora prima dei pasti. Assumere per periodi prolungati.

Linfedema

Edema dovuto a insufficienza del sistema linfatico che comporta un accumulo di linfa nello spazio interstiziale. I linfedemi vengono classificati in primitivi (aplasia o ipoplasia congenita dei vasi linfatici) o secondari (dopo intervento chirurgico, trauma, infezione, tumore, radioterapia), benigni (trauma, infezione, ridotto sviluppo dei vasi linfatici) o maligni (leucemie, linfomi, patologia tumorale, metastasi), puri (forme congenite o secondarie non complicate) o complicati (in associazione a insufficienza venosa cronica, lipedemi, versamenti periarticolari), reversibili o irreversibili. Il linfedema presenta carattere evolutivo. In base alla progressione clinica si riconoscono cinque stadi. Il trattamento conservativo del linfedema si basa sulla fisioterapia (linfodrenaggio manuale, terapie contenitive, pressoterapia, riabilitazione motoria, controllo delle lesioni cutanee, controllo del peso) e sulla terapia farmacologica.

Tisana semplice

Meliloto sommità fiorite e foglie (*Melilotus officinalis herba*)

Preparazione e uso: versare acqua bollente su 1-2 cucchiaini di droga tagliata finemente; filtrare dopo 5-10 minuti. Bere 2-3 tazze al giorno. La dose della preparazione utilizzata corrisponde a 3 mg di cumarina. Il meliloto ha proprietà antiedematosa conseguente all'aumento del ritorno del sangue venoso e a un miglioramento della cinetica linfatica per azione diretta sui vasi linfatici.

Mal di gola

Il mal di gola è un sintomo che manifesta un processo infiammatorio del rivestimento mucoso della faringe. Lo specialista otorinolaringoiatra, per definire il mal di gola, utilizza il termine *angina faringea* derivante dall'antichissima radice indoeuropea *angh-*, che significa 'costrizione'. Il mal di gola è particolarmente frequente nella stagione fredda e può essere conseguenza sia dell'azione di numerosi fattori irritanti (fumo passivo, composti volatili presenti negli ambienti interni, reflusso acido gastroesofageo) sia dell'intervento di agenti virali, come i rinovirus e i virus influenzali, oppure dell'aggressività di batteri, in particolare lo streptococco beta-emolitico del gruppo A.

Tisana composta

Agrimonia sommità fiorite (*Agrimonia eupatoria herba*)	40%
Salvia foglie (*Salvia officinalis folia*)	20%
Piantaggine (*Plantago lanceolata herba*)	20%
Liquirizia radici (*Glycyrrhiza glabra radix*)	20%

Preparazione e uso: aggiungere un cucchiaio della miscela in 150 ml (una tazza) di acqua bollente e filtrare dopo 5 minuti. Usare come astringente per gargarismi. Per uso interno bere una tazza di tisana 3 volte al giorno. La miscela ha proprietà astringente e antinfiammatoria.

Meteorismo

Accumulo di gas nello stomaco e nell'intestino dovuto a fenomeni fermentativi o putrefattivi oppure secondario ad aerofagia. Si manifesta con gonfiore e aumento della tensione addominale.

Tisana composta

Cumino frutti (*Cuminum cyminum fructus*)	30%
Coriandolo frutti (*Coriandrum sativum fructus*)	25%
Finocchio frutti (*Foeniculum vulgare fructus*)	25%
Anice frutti (*Pimpinella anisum fructus*)	20%

oppure

Tisana carminativa (*Farmacopea Austriaca*)

Calamo aromatico rizoma (*Acorus calamus rhizoma*)	25%
Camomilla capolini (*Matricaria chamomilla flores*)	25%
Menta piperita foglie (*Mentha piperita folia*)	25%
Carvi triturato (*Carum carvi fructus*)	25%

Preparazione e uso: mettere in infusione un cucchiaio da tavola della miscela in 150 ml (una tazza) di acqua bollente per 10 minuti, quindi filtrare. Bere 3 tazze al giorno.

Prostata, ipertrofia della

Definita anche *adenoma della prostata*, è un'affezione a carico di uno dei lobi della prostata che si sviluppa a partire dall'età di 50 anni. L'aumento di volume della parte più profonda della prostata determina compressione dell'uretra con disturbi urinari (incontinenza, minzione difficile, minzione imperiosa, ritenzione di urina) o complicanze infettive.

Tisana composta

Uva orsina foglie (*Arctostaphylos uva-ursi folia*)
Verga d'oro parti aeree (*Solidago virga-aurea herba*)
Epilobio fiori (*Epilobium parviflorum flores*)
Ortica radici (*Urtica dioica radix*)
In ana parti

Preparazione e uso: mettere in infusione un cucchiaio da tavola della miscela in 150 ml (una tazza) di acqua bollente per 10 minuti, quindi filtrare. Bere 3 tazze al giorno.

Prurito cutaneo di origine allergica

È la sensazione determinata dalla stimolazione fisica o chimica dei recettori nervosi periferici cutanei. Il prurito va interpretato come una risposta uniforme a una notevole varietà di stimoli fisici e chimici. Diversi tipi di **dermatite** provocano prurito accompagnato da lesioni cutanee. In particolare la **dermatite atopica** si manifesta con prurito intenso e severo, associato a chiazze di eritema su cute secca, soprattutto a livello delle pieghe di flessione (gomito, cavo popliteo, collo). Anche la **derma-**

tite da contatto può causare lesioni di tipo vescicoloso, intensamente pruriginose, circondate da un arrossamento.

Tisana composta

Bardana radici (*Arctium lappa radix*)	40%
Noce foglie (*Juglans regia folia*)	15%
Curcuma radice (*Curcuma longa radix*)	15%
Gramigna radice (*Agropyrum repens radix*)	10%
Piantaggine foglie (*Plantago lanceolata folia*)	10%
Malva foglie e fiori (*Malva sylvestris folia et flores*)	10%

Preparazione e uso: mettere in infusione un cucchiaio da tavola della miscela in 150 ml (una tazza) di acqua bollente per 10 minuti, quindi filtrare. Bere 3 tazze al giorno.

Psoriasi

Affezione cutanea con lesione caratteristica che si presenta come un ammasso stratificato di squame di colore biancastro, su cute eritematosa. Le principali sedi di localizzazione sono gomiti, ginocchia, cuoio capelluto, sacro.

Tisana composta

Bardana radice (*Arctium lappa radix*)
Elicriso fiori (*Helichrysum italicum flores*)
Liquirizia radice (*Glycyrrhiza glabra radix*)
Viola del pensiero selvatica pianta intera (*Viola tricolor herba*)
In ana parti

Preparazione e uso: mettere in infusione un cucchiaio da tavola della miscela in 150 ml (una tazza) di acqua bollente per 10 minuti, quindi filtrare. Bere 3 tazze al giorno.

Raffreddamento, malattie da

La compromissione dei meccanismi di difesa è alla base delle malattie da raffreddamento (raffreddore, influenza, tracheite, laringite, sinusite). Particolare rilievo assumono le infezioni recidivanti delle vie aeree (IRR) in età pediatrica.

Tisana semplice preventiva

Echinacea radici (*Echinacea purpurea* o *angustifolia* o *pallida*)

Preparazione e uso: mettere in infusione mezzo cucchiaino da tè (circa 1 g) per tazza d'acqua bollente e filtrare dopo circa 10 minuti . Bere una tazza due volte al giorno, lontano dai pasti, per un periodo di due mesi.

Tisana composta sintomatica (Francesco Novetti)

Sambuco (*Sambucus nigra*)	30%
Timo (*Thymus*)	20%
Erisimo (*Erhysimum officinale*)	20%
Tiglio (*Tilia platyphyllos flores*)	20%
Pino gemme (*Pinus montana*)	10%

Preparazione e uso: far bollire per 1 minuto un cucchiaio della miscela per una tazza di acqua (150 ml), lasciando in infusione coperta per 7-8 minuti. Bere preferibilmente calda da 1 a 3 tazze al giorno, secondo necessità. Si può addolcire con miele.

Raffreddore

Definito anche *rinite acuta* o *corizza*, è un'affezione virale, in genere con carattere epidemico, che insorge bruscamente con senso di vellichio nel retrobocca, starnuti, secrezioni nasali. In una fase successiva il processo infiammatorio diventa più intenso, si estende alle vie aeree inferiori e si associa a febbricola o febbre.

Tisana nelle malattie da raffreddamento con febbre

Tiglio fiori (*Tilia platyphyllos flores*)	30%
Sambuco fiori (*Sambucus nigra flores*)	30%
Olmaria fiori (*Spiraea ulmaria flores*)	20%
Rosa canina scorza (*Rosae pseudofructus*)	20%

Preparazione e uso: versare un cucchiaio della miscela in 150 ml (una tazza) di acqua bollente, coprire e lasciare in infusione per 10 minuti, quindi filtrare. Bere una tazza di tisana preparata di fresco, più volte al giorno. Conservare la miscela al riparo da luce e umidità.

Ricetta tradizionale indiana per la cura del raffreddore

Zenzero secco (un cucchiaino raso)
Fiori o foglie di basilico
Grani di pepe nero (un cucchiaino)
Caffè in polvere (un cucchiaio)

Preparazione e uso: bollire in mezzo litro d'acqua, togliere il coperchio e fare inalazioni tenendo un asciugamano sul capo. Quindi bere il liquido, dopo aver filtrato.

Raucedine

La raucedine è l'alterazione della voce che diventa roca e bassa. Può essere causata da fumo, alcol, uso eccessivo della voce (parlare, urlare), processi infiammatori, infezioni, noduli o polipi delle corde vocali.

Tisana composta sintomatica

Sambuco (*Sambucus nigra*)	30%
Timo (*Thymus*)	20%
Erisimo (*Erhysimum officinale*)	20%
Tiglio (*Tilia platyphyllos flores*)	20%
Pino gemme (*Pinus montana*)	10%

Preparazione e uso: far bollire per 1 minuto un cucchiaio della miscela in 150 ml (una tazza) di acqua, lasciando in infusione coperta per 7-8 minuti. Bere preferibilmente calda da 1 a 3 tazze al giorno, secondo necessità. Si può addolcire con miele.

Renella

Emissione con le urine di agglomerati, di varia dimensione dal granello all'equivalente di un piccolo seme, di natura salina, solitamente ossalati o urati. Può provocare coliche e disturbi urinari. Si consiglia di bere molta acqua, povera di calcio, lontano dai pasti.

Tisana composta (*Farmacopea Ufficiale Italiana*, IX edizione)

Gramigna rizoma (*Agropyrum* o *Triticum repens rhizoma*)	20%
Ononide radice e foglie (*Ononis spinosa radix*)	20%
Betulla foglie (*Betula alba folia*)	20%
Verga d'oro sommità fiorite (*Solidago virga aurea folia*)	20%
Liquirizia radice (*Glycyrrhiza glabra radix*)	20%

Preparazione e uso: mettere in infusione un cucchiaio da tavola della miscela in 150 ml (una tazza) di acqua bollente per 10 minuti, quindi filtrare. Bere 3 tazze al giorno.

Reumatismi

Nel trattamento dei dolori di origine reumatica risulta particolarmente efficace l'utilizzazione delle radici secondarie dell'artiglio del diavolo *(Harpagophytum procumbens)*. La preparazione richiede la fase del decotto e quella successiva della macerazione. Si procede versando un cucchiaio da caffè delle radici secondarie di *Harpagophytum procumbens* per mezzo litro d'acqua. Si fa bollire per 5 minuti, quindi si lascia macerare per tutta la notte e si beve nel corso della giornata. Il trattamento va eseguito per cicli ripetuti di 20 giorni al mese, soprattutto nella stagione freddo-umida.

Tisana antireumatica (Leclerc, Valnet, van Hellemont)

Frassino foglie (*Fraxinus excelsior folia*)
Ribes nero foglie (*Ribes nigrum folia*)
Olmaria sommità fiorite (*Spiraea ulmaria flores*)
In ana parti

Preparazione e uso: un cucchiaio da minestra, ben raso, della miscela per 200 ml di acqua bollente. Filtrare dopo 10 minuti. Bere almeno tre tazze al giorno.

Ritenzione idrica

Condizione caratterizzata da gonfiore diffuso, riduzione della diuresi, tensione dei tessuti, talvolta associata ad aumento del peso corporeo. Si manifesta frequentemente nella seconda parte del ciclo e tende ad accentuarsi nella fase premestruale (sindrome premestruale).

Tisana semplice per sindrome premestruale

Agnocasto foglie (*Vitex agnus castus folia*)

Preparazione e uso: mettere in infusione un cucchiaio della miscela per 150 ml di acqua bollente; filtrare dopo 10 minuti. Bere 3 tazze al giorno.

Tisana diuretica (*Farmacopea Ufficiale Italiana*, IX edizione)

Betulla foglie (*Betula pendula folia*)	50%
Gramigna rizoma (*Agropyrum* o *Triticum repens rhizoma*)	50%

Preparazione e uso: mettere in infusione un cucchiaio da tavola della miscela in 150 ml (una tazza) di acqua bollente per 10 minuti, quindi filtrare. Bere 3 tazze al giorno.

Rosacea

Manifestazione benigna cronica del viso che si manifesta con couperose, caratterizzata da chiazze rossastre a livello degli zigomi e del naso, dovuta alla dilatazione dei vasi capillari superficiali. Successivamente si formano teleangectasie superficiali, papule, pustole e noduli. Nell'anziano la rosacea può evolvere in rinofima, processo ipertrofico a livello del naso, che presenta aumento di volume, superficie bernoccoluta e deforme.

Tisana composta per fragilità capillare e teleangectasie

Vite rossa foglie (*Vitis vinifera rubra folia*)	30%
Amamelide foglie (*Hamamelis virginiana folia*)	20%
Mirtillo nero foglie (*Vaccinium myrtillus folia*)	20%
Ippocastano foglie (*Aesculus hippocastanum folia*)	20%
Pilosella pianta intera (*Hieracium pilosella herba*)	10%

Preparazione e uso: mettere in infusione un cucchiaio della miscela in una tazza di acqua bollente per 15 minuti prima di filtrare. Bere da 1 a 3 tazze al giorno, secondo l'intensità del disturbo, per cicli ripetuti di 20 giorni al mese. Si consiglia di preparare la quantità giornaliera in una sola volta.

Sindrome premestruale (*v.* Ritenzione idrica)

Sinusite

Processo infettivo dei seni paranasali. Solitamente si realizza per continuità a partire dalla mucosa nasale, favorita dal blocco degli orifizi di drenaggio e dalla virulenza dell'agente infettivo.

La forma più frequente è la sinusite acuta infettiva di origine nasale. Presenta una prima fase catarrale con secrezioni mucose, cefalea e febbre. Segue la fase purulenta in cui si accentuano i dolori a livello sovraorbitario (sinusite frontale) o mascellare (sinusite mascellare).

Tisana composta

Eucalipto foglie (*Eucalyptus globulus*)	35%
Pino gemme (*Pinus sylvestris*)	20%
Timo sommità fiorite (*Thymus vulgaris*)	20%
Lavanda fiori (*Lavandula angustifolia*)	15%
Rosmarino sommità fiorite (*Rosmarinus officinalis*)	10%

Preparazione e uso: fare bollire un litro d'acqua, quindi aggiungere 50 grammi della miscela ed eseguire i suffumigi. Per aumentare la produzione di vapore balsamico aggiungere un grammo di bicarbonato di sodio.

Sovrappeso

Accumulo eccessivo di tessuto adiposo nell'organismo. Si considera obesità ogni sovraccarico ponderale che superi del 25% il peso ideale. In base alla ripartizione della massa grassa si distinguono due forme: obesità centrale o *androide,* più comunemente nota come obesità 'a mela', e obesità periferica o *ginoide,* detta anche 'a pera' o 'ad anfora'.

Tisana composta dimagrante

Quercia marina tallo (*Fucus vesiculosus*)	35%
Betulla foglie (*Betula alba folia*)	30%
Centella (*Centella* o *Hydrocotile asiatica herba*)	15%
Finocchio semi (*Foeniculum vulgare semen*)	10%
Rhamnus corteccia (*Rhamnus frangula cortex*)	10%

Preparazione e uso: mettere in infusione un cucchiaio da tavola della miscela in 150 ml (una tazza) di acqua bollente per 10 minuti, quindi filtrare. Bere 3 tazze al giorno.

Stanchezza

Per indicare una condizione di affaticamento si utilizzano anche i termini *adinamia* e *astenia*. 'Adinamia', dal greco *a* (mancanza) e *dynamis* (forza); 'astenia' dal greco *asthenes* (privo di forza): entrambi designano perdita o mancanza di forza e di energia anche dopo il riposo. La stanchezza caratterizza comunemente l'anemia, la convalescenza, la depressione, la fibromialgia. Più raramente può trattarsi di una malattia endocrina (ipotiroidismo, morbo di Addison). La tisana proposta favorisce la riattivazione dell'energia vitale mediante lo stimolo di piante rivitalizzanti adattogene per contrastare la stanchezza.

Tisana composta

Eleuterococco radici (*Eleutherococcus senticosus radix*)	30%
Rodiola radici (*Rhodiola rosea radix*)	20%
Verbena pianta intera (*Verbena officinalis herba*)	20%
Melissa foglie (*Melissa officinalis folia*)	15%
Menta piperita foglie (*Mentha piperita folia*)	15%

Preparazione e uso: mettere in infusione coperta un cucchiaio da tavola della miscela descritta per tazza d'acqua bollente (circa 10 minuti), quindi filtrare. Bere 1-2 tazze al dì (al risveglio e nel primo pomeriggio).
Questa tisana è controindicata quando si assumono farmaci per la tiroide, in quanto la melissa viene impiegata per controllare l'ipertiroidismo. È sconsigliata, inoltre, in caso di iperacidità gastrica e di terapia omeopatica concomitante per la presenza di menta.

Steatosi epatica

Malattia reversibile del fegato conseguente all'accumulo di grasso a livello epatico. Si riscontra nel sovrappeso, nei disordini alimentari, nell'etilismo cronico. Può evolvere in cirrosi epatica. Il fegato si presenta macroscopicamente ingrossato, arrotondato, giallastro. Alla palpazione ha una consistenza molle. Microscopicamente si osservano vacuoli voluminosi di grasso nel citoplasma delle cellule. Il trattamento si basa su misure generali: eliminazione dell'alcol, calo ponderale, dieta ipocalorica, attività fisica regolare.

Tisana semplice

Cardo mariano frutti (*Carduus marianus* o *Silybum marianum fructus*)

Preparazione e uso: mettere in infusione un cucchiaino da tè ricolmo (5 g) di frutti di cardo mariano in acqua bollente per 15 minuti. Bere una tazza di tisana preparata di fresco 3-4 volte al giorno, mezz'ora prima dei pasti. Assumere per periodi prolungati, controllando periodicamente la funzionalità epatica.

Stitichezza

Uno dei problemi per i quali si ricorre più frequentemente ai prodotti naturali è quello legato alla funzionalità intestinale, in particolare la difficoltà dell'evacuazione. La seguente è una classica formula di base lassativa e rinfrescante.

Decotto (Francesco Novetti)

Cassia in canna (*Cassia angustifolia*)	30%
Manna (*Fraxinus ornus*)	20%
Orzo (*Hordeum vulgare*)	20%
Tamarindo polpa (*Tamarindus indica*)	20%
Gramigna (*Agropyrum* o *Triticum repens*)	10%

Preparazione e uso: bollire tutto per un'ora in un litro e mezzo di acqua, piano e semicoperto, fino a ridurre a un litro. Colare a freddo e bere da mezzo a un bicchiere due volte al dì (mattino e sera) fino a esaurimento. Conservare in fresco e regolarsi secondo l'effetto intestinale desiderato.

Stress

Il termine è stato introdotto nel 1936 da Hans Selye. Può essere definito come la somma delle reazioni messe in atto dall'organismo di fronte a qualunque stimolo negativo, fisico, mentale o emozionale. Le principali manifestazioni cliniche indotte da condizioni di stress sono ansia, insonnia, panico, depressione, affaticamento, cefalea, ipertensione arteriosa, disturbi digestivi, calo di memoria e concentrazione, palpitazioni, dispnea, ipereccitabilità e dolori muscolari, dismenorrea.

Tisana sedativa (*Farmacopea Elvetica*, VII edizione)

Valeriana radici (*Valeriana officinalis radix*)	25%
Arancio fiori (*Citrus aurantium flores*)	20%
Passiflora parti aeree (*Passiflora incarnata herba*)	20%
Anice frutti (*Pimpinella anisum fructus*)	15%
Melissa foglie (*Melissa officinalis folia*)	10%
Menta piperita foglie (*Mentha piperita folia*)	10%

Preparazione e uso: aggiungere un cucchiaio della miscela in 150 ml (una tazza) di acqua bollente e lasciare in infusione coperta per 10-15 minuti, quindi filtrare. Bere una tazza di tisana preparata di fresco 2-3 volte al giorno, preferibilmente al risveglio, nel tardo pomeriggio e prima di coricarsi.

Tosse

È l'espulsione forzata e rumorosa di aria dai polmoni, in assenza di escreato. Diversamente dalla tosse che svolge un ruolo protettivo di detersione delle vie aeree, la tosse secca è inefficace e può provocare rottura di alveoli e collasso delle vie aeree.

Tisana composta (*Farmacopea Ufficiale Italiana*, IX edizione)

Altea radici (*Althaea officinalis radix*)	30%
Timo foglie (*Thymus vulgaris folia*)	25%
Piantaggine parti aeree (*Plantago lanceolata herba*)	15%
Finocchio frutti (*Foeniculum vulgaris fructus*)	10%
Lichene islandico tallo (*Cetraria islandica*)	10%
Liquirizia radici (*Glycyrrhiza glabra radix*)	10%

Preparazione e uso: versare acqua bollente (150 ml) su 1 cucchiaio. Filtrare dopo 10 minuti. Bere 3 tazze al giorno.

Tromboflebite

Trombosi di vene varicose associata a processo infiammatorio della parete venosa. Si manifesta con dolore, gonfiore e arrossamento lungo il decorso venoso. I fattori precipitanti responsabili di una tromboflebite includono traumi, infezioni, irritazioni chimiche. I fattori di rischio più comuni sono degenza prolungata a letto, immobilizzazione, malattie gravi, fase postoperatoria, post partum, uso di contraccettivi orali, processi neoplastici.
Il sospetto di una tromboflebite richiede la valutazione clinica e strumentale specialistica.

Tisana composta per flebite

Vite rossa foglie (*Vitis vinifera rubra folia*)	30%
Meliloto sommità fiorite e foglie (*Melilotus officinalis herba*)	20%
Mirtillo nero foglie (*Vaccinium myrtillus folia*)	20%
Ippocastano foglie (*Aesculus hippocastanum folia*)	20%
Pilosella pianta intera (*Hieracium pilosella herba*)	10%

Preparazione e uso: mettere in infusione un cucchiaio della miscela in una tazza di acqua bollente per 15 minuti, quindi filtrare. Bere 3 tazze al giorno, secondo l'intensità del disturbo. Si consiglia di preparare la quantità giornaliera in una sola volta.

Urinarie (infezioni)

Le infezioni delle vie urinarie (IVU) possono interessare le basse vie urinarie (uretrite, cistite) oppure le alte vie. Gli agenti infettanti sono principalmente i bacilli Gram-negativi: *Escherichia coli* (tipico della flora intestinale) causa circa l'80% delle infezioni acute; seguono *Proteus* e *Klebsiella*. I sintomi sono: sensazione di bruciore al passaggio dell'urina, minzione frequente e urgente, aumentata minzione notturna. Talvolta questi sintomi possono essere accompagnati da presenza di sangue nelle urine, febbre e brividi. L'infezione acuta più comune è quella che interessa la vescica (cistite).

Tisana anti-cistite (*Farmacopea Elvetica*, VII edizione)

Uva orsina foglie (*Arctostaphylos uva-ursi folia*)	45%
Liquirizia radici (*Glycyrrhiza glabra radix*)	30%
Betulla foglie (*Betula pendula folia*)	25%

Preparazione e uso: mettere in infusione un cucchiaio da tavola della miscela in 150 ml (una tazza) di acqua bollente per 10 minuti, quindi filtrare. Bere 3 tazze al giorno.

VAMPATE DI CALORE

La vampata di calore è la più tipica, frequente e precoce manifestazione dell'instabilità vasomotoria che segue alla diminuzione degli estrogeni circolanti. In genere la vampata di calore ha una durata variabile da alcuni secondi ad alcuni minuti, fino a un'ora. La sua frequenza è pure molto variabile, da uno a quaranta episodi nelle 24 ore. Il fenomeno si manifesta in modo più intenso nelle ore della notte, tanto da provocare risveglio, e in condizioni di stress.

Tisana semplice

Meliloto sommità fiorite e foglie (*Melilotus officinalis herba*)

Preparazione e uso: aggiungere 1 cucchiaio a una tazza d'acqua bollente. Lasciare in infusione per 15 minuti prima di filtrare. Bere 3 tazze al giorno, secondo l'intensità del disturbo. Si consiglia di preparare la quantità giornaliera in una sola volta.

VARICI

Vene superficiali dilatate e tortuose con incontinenza valvolare, che interessano di più il sistema venoso della grande e piccola safena. Si associano sensazione di pesantezza, gambe gonfie e dolenti, crampi ai polpacci, formicolio o prurito alle gambe, presenza di edemi, alterazioni cutanee sulle gambe, comparsa di capillari visibili (teleangectasie), di vene varicose (varici, emorroidi) e di ulcerazioni. I sintomi si aggravano con la stazione eretta, verso la fine della giornata e con il calore.

Tisana composta

Pungitopo radici (*Ruscus aculeatus radix*)	30%
Ippocastano foglie (*Aesculus hippocastanum folia*)	15%
Amamelide foglie (*Hamamelis virginiana folia*)	15%
Tiglio fiori (*Tilia cordata inflorescentia*)	15%
Curcuma radice (*Curcuma longa radix*)	15%
Centella parte aerea (*Centella* o *Hydrocotile asiatica herba*)	10%

Preparazione e uso: mettere in infusione un cucchiaio da tavola della miscela in 150 ml (una tazza) di acqua bollente per 10 minuti, quindi filtrare. Bere 3 tazze al giorno.

ZOSTER (*V.* HERPES ZOSTER)

3

Schede delle piante officinali

In questa sezione le piante medicinali utilizzate per le tisane sono disposte in ordine alfabetico con il nome comune più diffuso, seguito dalla denominazione latina. Vengono citati i composti fondamentali, responsabili dell'attività delle diverse droghe.

Attenzione particolare viene data agli usi terapeutici della pianta evidenziati in maniera empirica dall'uso popolare o basati su studi clinici o farmacologici.

Anche l'uso di preparati naturali può provocare effetti indesiderati o interazioni con altre sostanze o farmaci.

L'ortica, si sa, è una pianta che nessuno vede, che tutti disprezzano e calpestano, ma diviene preziosa se appena si ha fiducia nelle sue virtù nascoste.

(Victor Hugo, I miserabili)

Achillea *(Achillea millefolium* L.)

Il nome del genere fissato da Linneo deriva dalla credenza che Achille avesse usato questa pianta durante l'assedio di Troia, secondo il racconto di Plinio, per curare le ferite dei suoi soldati, avendone appreso le virtù medicinali da Chirone. Ildegarda di Bingen scrive: "Il millefoglio è un po' caldo e secco e ha forze particolari e buone per le ferite". Manifesta effetti antinfiammatori e miorilassanti sia sulla muscolatura liscia (dismenorrea) che striata (contrattura muscolare). È efficace nel trattamento degli esiti di trauma, delle contratture dorsali e lombari sia acute che croniche. Svolge un'azione detossificante a livello del fegato e dei muscoli (isorientina, scaftoside).

Agrimonia *(Agrimonia eupatoria* L.)

Diffusa nell'emisfero settentrionale, è una pianta erbacea che può raggiungere gli 80 cm di altezza. Si utilizzano le foglie e le sommità fiorite. È stata usata da sempre nella medicina tradizionale da numerosi medici. Attualmente non esistono studi approfonditi, tuttavia efficaci sono le sue proprietà astringenti e disinfiammanti le mucose, in particolare del primo tratto dell'apparato digerente. Avvalendoci dell'esperienza di illustri medici quali Leclerc e Chomel, possiamo affermare che questa pianta ha un'azione specifica sulle malattie del fegato e della milza. Agisce, inoltre, anche come disinfiammante e proteggente della faringe giovando a chi fa molto uso della voce, fra tutti gli insegnanti, o soffre di angine; in quest'ultimo caso si usa come collutorio sotto forma di decotto con l'aggiunta di miele.

Angelica (*Angelica archangelica* L. o *Angelica silvestris* L.)
Della stessa famiglia del finocchio e dell'anice, vanta proprietà simili. Di questa pianta si usa prevalentemente il rizoma, ma vengono utilizzati anche i semi. Come molte piante, per le complesse sostanze presenti, ha un'ampia azione sul nostro organismo favorendone uno stato di equilibrio. Giova sicuramente alle funzioni digestive equilibrando le secrezioni gastriche. È un potente digestivo in caso di crampi e coliche ed è in grado di neutralizzare il bruciore di stomaco. Secondo il dott. Kneipp è eccellente per eliminare dallo stomaco cibi 'malsani' e purificare il sangue agendo alla stregua di un controveleno. Giova nelle forme di meteorismo togliendo ventosità e brontolii.
Come accennato la sua azione è molto ampia, interessando le vie respiratorie per le proprietà 'pettorali', ma anche efficace nelle situazioni di astenia sia fisiche (convalescenza, anemia), sia nervose. È presente in molti amari con funzione tonico-digestive.

Anice (*Pimpinella anisum* L.)
Ha proprietà affini al finocchio, di cui completa l'azione nelle tisane digestive creando un valido sinergismo. Per molti autori le caratteristiche dell'anice sono anzi superiori. In particolare hanno maggiore azione lenitiva sull'intestino, vantando una più specifica azione antispasmodica nei dolori addominali da cause neurovegetative. Indicato nelle coliche accompagnate da flatulenza, l'anice giova anche ai bambini sotto forma di infuso.
Ampiamente utilizzato in liquoreria, trova largo impiego anche nella preparazione di amari digestivi domestici. Assieme al finocchio, alla galega e al carvi è alla base delle tisane galattogene.
Pianta coltivata, si trova anche spontanea nel nostro habitat.

Artiglio del diavolo (*Harpagophytum procumbens* DC)
È una pianta erbacea perenne con gambo che si propaga in modo strisciante a partire da radici tuberose carnose. Appartiene alla famiglia delle Pedaliacee. Le radici secondarie raccolte in autunno vengono utilizzate come materia prima in fitoterapia. Il nome comune *artiglio del diavolo* si riferisce ai frutti ovoidali legnosi e frastagliati, muniti di artigli che si attaccano tenacemente alle zampe degli animali. Cresce su terreni sabbiosi e argillosi, specialmente nella savana del deserto di Kalahari. In fitoterapia viene utilizzato per l'attività antinfiammatoria articolare.
L'artiglio del diavolo o *arpago* viene definito 'cortisone vegetale' per la sua marcata efficacia nei processi infiammatori articolari dolorosi. I principali costituenti noti sono arpagoside, arpagide e procumbide, che conferiscono all'arpago una notevole attività antinfiammatoria e antidolorifica, in particolare a livello del sistema osteoarticolare. Le indicazioni dell'arpago sono soprattutto il dolore articolare, le manifestazioni dolorose artrosiche (cervicoartrosi, lomboartrosi, coxartrosi, gonartrosi) e la rigidità articolare. Si può utilizzare come infuso immergendo 1,5 g di polvere in acqua bollente, filtrando prima di bere. Non sono segnalati effetti tossici alle dosi terapeutiche, tanto da poter essere usato come analgesico in gravidanza e dopo il parto.
In quanto fitocomplesso amaro è da evitare nell'ulcera gastroduodenale, in quanto induce un aumento dei succhi gastrici. Si consiglia di associare l'olmaria, pianta dotata di attività antinfiammatoria complementare all'azione antireumatica dell'arpago.

Boldo (*Peumus boldus* Molina)
Arbusto o piccolo albero tipico delle zone aride del Cile. Le verdi foglie coriacee hanno un profumo aromatico-amaro tipico dovuto alla presenza di un olio essenziale. Altro componente fondamentale è la boldina, un alcaloide con spiccate proprietà coleretiche. I preparati a base di boldo, come la tisana, stimolano la secrezione

gastrica, la produzione di bile e la sua eliminazione dalla colecisti. Tale incremento di sali biliari nell'intestino induce anche un effetto lassativo più o meno intenso. Recenti studi hanno evidenziato l'azione protettiva sul fegato e quella antiossidante rendendo questa pianta utile a combattere i radicali liberi. Tradizionalmente usato in Cile come digestivo, rinforzante lo stomaco nonché come diuretico e antielmintico, giova anche come blando distensivo. Se utilizzato singolarmente richiede sospensioni periodiche al fine di evitare potenziali controindicazioni e conservarne la maggior efficacia.

Camomilla (*Matricaria camomilla* L.)
Pianta comunissima, annuale, cresce come infestante nei terreni incolti, nelle zone asciutte e sassose. Il nome deriva dal greco tardo *chamaimelon*, melo che striscia terra, forse perché il suo profumo ricorda quello della mela. Gli antichi Egizi conoscevano le proprietà febbrifughe e antidolorifiche della camomilla, tanto da dedicarla al dio sole. Già nel Medio Evo era nota la sua azione sedativa, spasmolitica, antinfiammatoria, antiulcera e normalizzante il ciclo mestruale. Nella tradizione germanica, la camomilla viene impiegata per la sua attività antinfiammatoria e antidolorifica nel trattamento della gastrite, della duodenite e dell'ulcera gastroduodenale, secondo le modalità della 'cura del rotolamento' (*roll kur*). Il paziente assume una tazza di camomilla restando disteso supino per almeno 5 minuti, quindi sul fianco destro, poi sul sinistro e infine nella posizione prona, per lo stesso tempo. Come osserva la fitoterapeuta Enrica Campanini, in età pediatrica la camomilla è la bevanda alternativa al latte e la prima medicina del bambino.

Cassia in canna (*Cassia fistola* L.)
Appartiene alla stessa famiglia della senna, nota pianta lassativa presente in molte tisane. Si usano i frutti, legumi, dall'aspetto legnoso e lunghi qualche decina di centimetri. All'interno la polpa,

divisa in dischetti carnosi da una sottile lamina legnosa, è di sapore dolciastro e avvolge i semi. I principali componenti sono: acido citrico, pectine, fruttosio, saccarosio, tannini, composti antrachinonici. Questi ultimi conferiscono a questa pianta le proprietà di blando lassativo con un'azione meno aggressiva rispetto alla senna. Oltre che in decotto, la polpa può essere mangiata direttamente: una decina di dischetti succhiati quotidianamente agiscono sull'intestino in modo delicato.

Centella (*Centella* o *Hydrocotyle asiatica* L.)
Pianta della famiglia delle Ombrellifere nota come *ombelico di Venere.* Il nome cinese *fo-ti-tieng* significa 'elisir di lunga vita'. I taoisti ne raccomandano l'uso concomitante con il ginseng. Nella medicina ayurvedica è ritenuta l'equivalente indiano del ginseng. Nello Sri Lanka le foglie fresche di centella sono considerate un alimento in grado di assicurare salute e longevità. In fitoterapia si utilizza la pianta fresca intera per le proprietà eudermica, flebotonica e sedativa. Recenti ricerche hanno consentito di isolare principi attivi capaci di stimolare la produzione di fibre collagene del connettivo sottocutaneo. Le principali indicazioni comprendono: invecchiamento cutaneo, eczema e psoriasi con ispessimento cutaneo, cellulite, fragilità capillare e teleangectasie, edema misto venoso-linfatico, smagliature, esiti di ustioni, cicatrici e aderenze.

Combretum (*Combretum micranthum* G. Don)
È questa una pianta di origine prevalentemente africana dove cresce anche nelle savane. Studiata in particolare dai farmacologi francesi, si è dimostrata utile per migliorare il funzionamento del fegato e giova in generale nelle forme d'ittero. Il suo uso prolungato porta al miglioramento clinico dei valori di bilirubina e transaminasi. Può giovare all'eliminazione dei calcoli biliari avendo un'azione fluidificante la bile, ma in questo caso va utilizzato con attenzione in quanto un'azione troppo intensa potrebbe provoca-

re coliche. Alcune ricerche in vitro hanno evidenziato un'azione antivirale contro i virus dell'epatite B, dell'herpes simplex e sul virus HIV.

Curcuma (*Curcuma longa* L.)
Si tratta di una polvere gialla ottenuta dalla frantumazione del rizoma della *Curcuma longa*, pianta tropicale appartenente alla famiglia dello zenzero. La curcuma, nota anche come 'zafferano delle Indie', è parte integrante dell'alimentazione quotidiana degli indiani. Rappresenta inoltre una delle sostanze fondamentali impiegate dalla medicina ayurvedica per ottenere un effetto detossificante e nella prevenzione dei tumori e delle malattie degenerative del sistema nervoso centrale, come il morbo di Alzheimer.
La curcumina, componente principale della pianta, svolge un'attività antinfiammatoria, previene i fenomeni trombotici, riduce il colesterolo, protegge nei confronti dei tumori, in particolare del colon. La sua debole biodisponibilità può essere aumentata e potenziata quando è assunta insieme al pepe. Un modo semplice per assicurarsi un apporto quotidiano di curcuma è aggiungerne un cucchiaino nella pasta, nelle zuppe o nei condimenti con un po' di pepe.

Echinacea (*Echinacea purpurea* L.)
È una pianta della famiglia delle Composite, originaria del Nord America. Studi recenti condotti in Germania hanno confermato l'azione antinfiammatoria e immunostimolante, utile sia nella prevenzione che nel trattamento dei processi infettivi delle vie aeree, di origine batterica e virale. L'echinacea agisce potenziando il sistema immunitario, possiede attività antivirale, stimola i globuli bianchi, neutralizza i batteri, favorisce la cicatrizzazione delle ferite, svolge un'azione antiossidante e immunomodulante. Ricercatori dell'Università americana del Connecticut diretti da Craig Coleman hanno pubblicato nel 2007 sulla rivista scientifica

The Lancet Infectious Diseases una revisione complessiva di 14 differenti studi che registra una diminuzione del 65% delle malattie da raffreddamento in soggetti che hanno assunto a scopo preventivo dei preparati a base di echinacea. In combinazione con la vitamina C l'incidenza della congestione nasale del raffreddore si ridurrebbe dell'86%. Gli autori concludono che "l'Echinacea può ridurre la durata della malattia e la severità dei sintomi correlati, come tosse e mal di testa". (Shah SA, Sander S, White CM, Rinald M, Coleman C., "Evaluation of echinacea for the prevention and treatment of the common cold: a meta-analysis", *Lancet Infectious Diseases* 2007; 7: 473-80).

Erisimo (*Erysimum officinale* L.)

Pianta erbacea delle Crocifere. L'uso medicinale dell'erisimo risale all'antichità classica, tanto che il nome, dal greco, significa 'proteggere'. Viene definito anche 'erba dei cantanti', a indicarne l'uso nelle alterazioni della voce. Contiene sostanze solforate (sinigrina, glucoputranjivina, glucococlearina, glucocheirolina, glucobrassicina), cumarine (erniarina, umbelliferone), flavonoidi, olio essenziale. L'erisimo ha proprietà antiinfiammatoria, antisettica, fluidificante. È il fitocomplesso specifico per le affezioni della faringe, della laringe e della trachea con alterazione della voce: faringite e laringite, raucedine, afonia da raffreddamento o da sforzo vocale, tracheobronchite.

Finocchio (*Foeniculum vulgare* Gaertner)

I frutti di questa pianta (comunemente chiamati semi) sono largamente conosciuti e utilizzati. Normalmente coltivato, si trova tuttavia diffusamente spontaneo in tutta l'Italia. Il suo impiego risale a tempi antichissimi, è infatti citato da Plinio, anche per uso oftalmico, e dalla Scuola Salernitana che ne esaltava i pregi. Ha principalmente proprietà carminative ovvero favorisce l'espulsione dei gas intestinali togliendo quel fastidioso senso di gonfiore addominale. È aperitivo cioè eccita l'appetito e favorisce il lavoro dello stomaco nel processo digestivo. Una tisana anche solo di finocchio dopo i pasti facilita la digestione. I benefici di questa pianta si estendono anche alle vie respiratorie essendo espettoranti e costituendo una buona sinergia con altre piante bechiche e balsamiche. Data anche l'azione galattogena, è in grado, tramite il latte materno, di ridurre le fastidiose coliche gassose che tanto infastidiscono i lattanti. È consigliata da diversi medici come diuretico e suggerita, sotto forma di impacchi, come rinforzante della vista nelle persone anziane.

Frassino (*Fraxinus excelsior* L.)

Il frassino (*china d'Europa*) è un albero a foglie caduche della famiglia delle Oleacee, alto fino a 30 metri. Già dai tempi di Ippocrate e Teofrasto veniva utilizzato nell'artrite e nella gotta. Prima della china era utilizzato nel trattamento della febbre. In fitoterapia si utilizza per la sua attività diuretica, uricosurica, antireumatica. I principali costituenti noti presenti nelle foglie e nella corteccia sono: rutina, acidi organici (malico, ossalico, citrico), flavonoidi (quercitina), vitamina C, cumarine e tannini che conferiscono al frassino proprietà diuretiche, facilitanti l'eliminazione di acido urico, lassative, antireumatiche. È indicato per l'artrosi, soprattutto in soggetti sovrappeso con tendenza all'iperuricemia e all'ipercolesterolemia. È utile anche nel trattamento della cellulite dolorosa e della ritenzione idrica.

Fumaria (*Fumaria officinalis* L.)

Questa pianta cresce comunemente in Italia. È diffusa in Europa, in Asia nelle zone temperate e in Africa settentrionale. La possiamo trovare ai margini dei sentieri o dei terreni incolti. Conosciuta già anticamente dai medici greci e arabi, oggi è usata prevalentemente come colagogo. Gli studi e le esperienze fatte nel corso dei secoli dimostrano le proprietà toniche, depurative, diuretiche e aperitive di questa pianta. Dà beneficio anche nelle malattie della pelle grazie alla presenza di acido fumarico, tanto che questo principio attivo è stato usato in farmaci antipsorici. È utile in tutti i problemi cutanei dovuti allo squilibrio generale dell'organismo in quanto il suo impiego è in grado di 'depurare completamente il sangue'. È utilizzata anche come disintossicante dalla nicotina rendendo più facile smettere di fumare. La sua azione si rivela inizialmente tonica per modificarsi in azione antiflogistica dopo 8-10 giorni di assunzione.

Gramigna (*Agropyron repens* L. o *Cynodon dactylon* L.)
Pianta infestante per antonomasia, si trova diffusa nei luoghi incolti lungo i margini delle strade e dei campi. Si usano i rizomi, impiegati tradizionalmente come antinfiammatori e anticalcolosi delle vie urinarie. L'azione diuretica si esercita direttamente a livello dei tubuli renali, dove inibisce il riassorbimento di acqua, sodio, cloro e urea. In generale si considera non solo un efficace rimedio depurativo per i reni, ma anche un eccellente rinfrescante per il fegato e la colecisti. Diversi sono i principi attivi identificati, il maggiore dei quali è la triticina, sostanza mucillaginosa presente al 5-8% nella pianta. Proprio la presenza di questo componente ne giustifica l'utilizzo nelle tisane, in quanto disinfiamma la mucosa di tutto il tratto digerente e nel contempo permette un'azione depurativa più generale.

Ippocastano (*Aesculus hippocastanum* L.)
L'ippocastano o castagno d'India è un albero introdotto in Europa dalla Turchia nel XVI secolo, appartenente alla famiglia delle Ippocastanacee. La materia prima utilizzata in erboristeria è costituita dai semi con tegumento. Il nome deriva dall'uso dei Turchi che davano da mangiare i semi ai loro cavalli come cura per la tosse. Nei suoi Commentari del 1568 Mattioli cita l'ippocastano come flebotonico e astringente. Nel 1896 Artault di Vevey osserva: "La loro tintura calma il dolore e riduce i noduli delle emorroidi

più rapidamente di ogni altro trattamento". L'ippocastano viene utilizzato come rimedio specifico dei disturbi di origine venosa, in quanto aumenta il tono della parete venosa, riduce la stasi e facilita il ritorno venoso. Principi attivi responsabili della sua attività sono alcune saponine (escina), flavonoidi (quercitrina, quercetina), glucosidi cumarinici (esculina), tannini catechici, allantoina, steroidi, vitamina PP. L'ippocastano ha proprietà flebotonica, antiedemigena e antinfiammatoria. Le condizioni per le quali è indicato l'uso di preparati a base di ippocastano sono soprattutto l'insufficienza venosa degli arti inferiori con senso di pesantezza ed edema, aggravata dal calore, dalla sedentarietà e dalla stazione eretta prolungata; le emorroidi migliorate con il freddo e il movimento; le ulcere varicose; la tromboflebite superficiale; i crampi muscolari notturni ai polpacci; i geloni.

Karkadè (*Hibiscus sabdariffa* L.)

I fiori di questa pianta sono entrati nell'utilizzo nostro nei primi decenni del secolo scorso provenienti dall'Eritrea e dall'Etiopia. Originaria dell'Africa tropicale, oggi è coltivata anche in India e nell'America tropicale. Dal gusto acidulo, ha proprietà emollienti e sicuramente dissetanti. È utile come regolarizzatore delle funzioni epatiche grazie ai composti polifenolici. Ricco di vitamine, in particolare vitamina C, è un buon antinfiammatorio, lenitivo e leggermente lassativo (proprietà caratteristiche di tutte le Malvacee, cui appartiene). Recenti studi ne confermano le significative proprietà antiossidanti. Preventivo nell'ipertensione, è utile anche contro il colesterolo alto.

Liquirizia (*Glycyrrhiza glabra* L.)

Conosciuta fin dall'antichità, è stata per molto tempo impiegata sia come correttivo del sapore nelle tisane sia per le particolari virtù che possiede. Trova il suo habitat nei lidi dell'Italia meridionale e insulare formando lunghe radici sotterranee. Ha principalmente proprietà addolcenti e calmanti delle vie respiratorie ed è un ottimo digestivo. Fluidifica i catarri polmonari favorendone l'espettorazione, perciò è molto usata e raccomandata contro tosse, tracheiti, bronchiti e tutte le affezioni delle vie respiratorie. In particolare i suoi principi attivi agiscono come antiacidi e antigastritici con proprietà antiulcerative. Protegge le pareti dello stomaco e favorisce il transito intestinale. Trova impiego in molte formule lassative anche per la capacità lenitiva, rendendo le tisane più gradevoli ed efficaci. L'uso prolungato della liquirizia, nella forma del succo, può alzare la pressione rendendola utile in casi di ipotensione, ma controindicata in casi di ipertensione. Tale controindicazione è minore nell'utilizzo della radice sotto forma di tisana, utilizzabile occasionalmente in dosaggi contenuti.

Manna

Conosciuta ai più per i riferimenti biblici, la manna è un essudato zuccherino ricavato dalla secrezione dei rami di una varietà di frassino, il *Fraxinus ornus* o frassino da manna. Viene estratta per incisione delle piante nei mesi di luglio, agosto e settembre e raccolta sui tronchi (manna in cannoli) o ai piedi della pianta (manna in sorte, meno pregiata). Questa linfa al contatto dell'aria si solidifica formando masse biancastre dal sapore dolce e zuccherino. La componente principale è data dalla mannite o d-mannitolo, con azione osmotica lassativa o blando purgante a seconda del dosaggio. Si può mangiare direttamente o sciolta in acqua calda o latte. Per le sue caratteristiche è da sempre considerata un prodotto particolarmente efficace per combattere le costipazioni intestinali dei bambini.

Meliloto (*Melilotus officinalis* L.)

Pianta della famiglia delle Fabaceae, di cui si utilizzano le sommità fiorite. È uno dei costituenti principali attivi dei 'bagni di fieno' con effetti favorevoli nel trattamento dei processi dolorosi osteoarticolari e della ritenzione idrica. Il meliloto contiene derivati fenolici (acido caffeico, acido salicilico). Agisce con meccanismo protettivo sul microcircolo, facilita la circolazione e il drenaggio linfatico, favorisce il ritorno venoso. Ha proprietà diuretiche. Svolge un'attività di normalizzazione del sistema nervoso vegetativo. Indicazioni: linfedema, edema misto venoso-linfatico, emorroidi, distonia neurovegetativa, vampate di calore in menopausa.

Mirtillo nero (*Vaccinium myrtillus* L.)

Nell'antichità il mirtillo nero era scarsamente utilizzato. Dioscoride, medico greco del I secolo d.C., è l'unico autore classico che ne menziona l'uso per la cura della dissenteria. Il medico senese Mattioli alla fine del '500 ricorda che in Germania e in Boemia i frutti servivano per tingere i tessuti e la carta di azzurro, oltre che per uso alimentare. Nel corso della seconda guerra mondiale i piloti inglesi della RAF che consumavano marmellate di mirtilli neri prima delle missioni aeree notturne sembravano avere migliore capacità visiva al buio. Le ricerche successive condotte in oftalmologia hanno confermato l'esattezza di tale osservazione evidenziando che tale proprietà è dovuta alla ricchezza in antocianosidi, sostanze di cui sono particolarmente ricche le bacche del mirtillo nero, capaci di accelerare la rigenerazione dei pigmenti retinici, favorire l'adattamento all'oscurità, migliorare la qualità della visione, soprattutto in condizioni di luce crepuscolare. I piccoli frutti di mirtillo nero devono il colore scuro proprio alla ricchezza di antocianosidi che sono anche potenti antiossidanti, proteggendo le cellule dai danni provocati dai radicali liberi (molecole instabili e aggressive), e svolgono un'azione favorevole sul microcircolo, aumentando la resistenza dei capillari e diminuendo la loro permeabilità (azione 'vitaminica P'). Attualmente le principali indicazioni all'uso di mirtillo nero comprendono alcune affezioni dell'occhio (maculopatia degenerativa, retinopatia diabetica, miopia, difficoltà di adattamento alla visione notturna) e disturbi circolatori (fragilità capillare, couperose, insufficienza venosa).

Olivo (*Olea europea* L.)
Le foglie dell'albero di ulivo contengono terpeni iridoidi (oleuropeoside, ligustroside), flavonoidi (oleocantale, oleuropeina, rutoside, apigenolo, luteolo), triterpeni pentaciclici, fenoli (tirosolo). Le foglie possiedono attività ipotensiva, antiaritmica, cardiotonica, betabloccante, coronarodilatatrice, riducente la resistenza nei confronti dell'insulina.

Ortica (*Urtica dioica* L.)
Pianta comunissima, irritante, ricca di peli urticanti per la presenza di acido formico, è preziosa sia perché utilizzata nell'alimentazione sia per le proprietà terapeutiche. L'ortica, che nella mitologia germanica era la pianta consacrata al dio Thunar, analogo del Giove latino, nella credenza popolare è considerata un portafortuna. Ricca di clorofilla, minerali e vitamine, viene utilizzata come erba ricostituente e rimineralizzante, per le proprietà diuretiche, nell'ipertrofia della prostata e per l'attività antireumatica. Secondo la tradizione popolare l'ortica avrebbe anche la proprietà di aumentare il desiderio sessuale, tanto che le donne previdenti nelle cene intime offrono al marito o all'amante un risotto all'ortica. In una pagina dei *Miserabili*, Victor Hugo loda le molteplici virtù dell'ortica con le parole del protagonista Jean Valjean: "Si sa, una pianta che nessuno vede, che tutti disprezzano e calpestano, diviene preziosa, se appena si ha fiducia nelle sue virtù nascoste".

Orzo (*Hordeum vulgare* L.)
Questa pianta non è nota allo stato spontaneo, ma è coltivata largamente fin dal tempo preistorico. Conosciuto per le sue qualità alimentari e nutrizionali, vanta anche proprietà salutari, in particolare per l'intestino. In questo caso si usano i frutti o cariossidi liberati dal tegumento, donde il nome 'orzo mondo'. Usato principalmente sotto forma di decotto per le proprietà emollienti nei

disturbi gastrointestinali, giova anche nei gargarismi o negli enteroclismi.

Piantaggine (*Plantago lanceolata* L.)
Il nome deriva dal latino *plantam tangere* che significa 'pianta gradevole a toccarsi'. Nel Medioevo era considerata una panacea proprio per i problemi legati alla deambulazione, come l'affaticamento e le distorsioni di caviglia. Era nota anche come 'pianta di Marte' e veniva consigliata, secondo una lettura di tipo astrologico, soprattutto per i soggetti del segno zodiacale dell'Ariete e dello Scorpione. La piantaggine viene utilizzata principalmente come sedativo della tosse ed espettorante, grazie alla ricchezza in mucillagini.

Rosmarino (*Rosmarinus officinalis* L.)
Il rosmarino è un arbusto sempreverde, aromatico, a radice legnosa, corteccia squamosa o fissurata, foglie aghiformi e piccoli fiori azzurri, bilabiati, in spighe laterali. Fa parte della famiglia delle Labiate. Il nome Rosmarinus, da *ros* e *marinus,* significa 'rugiada del mare'. L'acqua della giovinezza, nota anche come 'acqua della regina d'Ungheria', era costituita da tintura di rosmarino, lavanda e menta. "Io, Elisabetta, regina d'Ungheria, all'età di settandue anni, afflitta da molti mali e gottosa, ho fatto uso della seguente ricetta che mi diede un vecchio eremita [...]. Prendete tre parti di acquavite distillata quattro volte, cioè di alcol, e due parti di fiori di rosmarino, metteteli in un vaso ben chiuso; lasciate il tutto in un locale caldo per un periodo di cinquanta ore, poi distillatelo con l'alambicco. Con il liquido ottenuto lavatevi ogni mattina il viso e l'arto dolorante". Si può utilizzare l'infuso preparato aggiungendo 25 grammi di sommità fiorite per un litro d'acqua bollente e lasciando in infusione per 10 minuti

Salvia (*Salvia officinalis* L.)
Considerata a buon diritto la regina delle piante aromatiche, viene anche definita 'erba santa' o *salvia salvatrix* cioè 'salvia che guarisce'. La salvia, ricca in estrogeni naturali, manifesta una reale efficacia nel regolarizzare i flussi mestruali, calmarne le reazioni dolorose e combattere i disturbi della menopausa. Vampate di calore e sudorazioni notturne, segno tipico, precoce e di gran lunga più frequente dell'instabilità vasomotoria della menopausa, vengono facilmente controllate dalla salvia. Ugualmente efficace risulta nelle convalescenze in quanto controlla debolezza, sudorazione, mancanza di appetito, digestione difficile e depressione. Il detto popolare della Provenza "chi ha della salvia nel proprio giardino, non ha bisogno del medico" sembra recuperare la tradizione della Scuola salernitana del XII secolo d.C. che in uno degli aforismi classici si interroga: "Perché muore l'uomo nel cui orto cresce la salvia?".

Sambuco (*Sambucus nigra* L.)
Arbusto della famiglia delle Caprifogliacee di cui si utilizzano le sommità fiorite e i frutti. I costituenti principali comprendono tannini, mucillagini e flavonoidi (rutoside, quercitroside, derivati dell'acido idrocinnamico, acido ursolico, acido oleonolico). Il sambuco viene utilizzato nel trattamento della rinite, della sinusite e dell'influenza. Uno dei sintomi caratteristici è l'ostruzione nasale della rinite acuta, della rinite vasomotoria e della sinusite, che obbliga a respirare con la bocca aperta.

Tamarindo (*Tamarindus indica* L.)
Di questa leguminosa si utilizza la polpa ricavata dopo la rottura dell'epicarpo dei frutti (silique). Originaria dall'Africa (Alto Nilo) e diffusa in Asia tropicale, era conosciuta dall'antichità. Citata nei libri Veda dell'antica India, conosciuta dai medici arabi che lo diffusero in Europa, era nota alla scuola Salernitana, a Paracelso e al

Mattioli che lo definiva atto a 'muovere il corpo'. Le sue proprietà principali sono quelle rinfrescanti e blandamente lassative che provocano scariche senza provocare dolori colitici. Come correttore del gusto ha anche un diffuso impiego culinario, per esempio in India, dove si utilizza per la preparazione di salse e zuppe.

Vite rossa (*Vitis vinifera rubra* L.)
Probabilmente è la più antica pianta coltivata nelle regioni a clima temperato, vantando oltre tremila varietà e forme. Di questo arbusto rampicante che tutti conoscono per i suoi frutti e per il vino, di cui ormai sono appurate le proprietà benefiche se gustato con moderazione, per la preparazione delle tisane vengono utilizzate le foglie. Negli ultimi decenni sono state evidenziate le proprietà salutari delle foglie raccolte nel periodo autunnale quando assumono il caratteristico colore rosso. Particolarmente ricche in polifenoli, hanno proprietà antinfiammatorie e protettrici dei capillari sanguigni, dimostrandosi utili nelle affezioni venose, come varici ed emorroidi. La vite rossa svolge un'attività protettrice a livello del microcircolo con diminuzione della permeabilità dei capillari e aumento della loro resistenza, conseguente alla stabilizzazione del collagene. Nel fitocomplesso sono presenti inoltre le procianidine, dotate di azione antiossidante. I tannini conferiscono proprietà astringenti utilizzate in passato nel trattamento delle emorragie.

Zenzero (*Zingiber officinale* Roscoe)
Pianta tropicale di cui si utilizza il rizoma, soprattutto come spezia, ma anche come tonico digestivo nella gastrite e nell'inappetenza o come antiemetico. Galeno consigliava l'uso dello zenzero nel trattamento dell'alitosi. I marinai cinesi lo masticavano per prevenire il mal di mare. In fitoterapia viene utilizzato nel trattamento della cefalea, delle difficoltà digestive, della nausea e della chinetosi.

Glossario

Adattogeno
Termine introdotto da ricercatori russi e tedeschi per indicare singoli principi attivi o sostanze in grado di aumentare le resistenze aspecifiche, le potenzialità latenti, i meccanismi difensivi e di adattamento dell'organismo, principalmente nei confronti dello stress. Alcune piante vengono definite adattogene: eleuterococco, rodiola.

Adiuvante *(adiuvans)*
Termine introdotto dalla Scuola salernitana per indicare una delle piante che fanno parte di una tisana e che ha il compito di rinforzare il rimedio cardinale, allargare lo spettro d'azione curando altri sintomi e favorire l'assorbimento dei principi attivi delle piante che vengono associate. Viene anche definito *alleato.*

Ana parti
Termine usato nelle ricette o nella composizione di miscele per indicare che gli ingredienti o le piante devono essere presenti in parti uguali.

Bechico
Sostanza che calma la tosse.

Cardinale
Termine introdotto dalla Scuola salernitana per indicare la pianta o le piante di base, responsabili dell'attività di una tisana per la presenza di principi attivi, dotati di attività specifica per il trattamento del disturbo o della malattia che si intende curare. Viene anche definito *rimedio di base.*

Carminativo
Sostanza che facilita l'espulsione dei gas intestinali.

Cataplasma
Parola che deriva dal greco *cataplasma*, poltiglia. Preparazione di una mistura di minerali o piante, polverizzate o fresche, che viene poi applicata sulla pelle.

Colagogo
Sostanza che aumenta la produzione di bile.

Coleretico
Sostanza che aumenta il deflusso della bile.

Complementare *(constituens)*
Termine introdotto dalla Scuola salernitana per indicare una pianta aggiunta alla miscela per conferirle un aspetto piacevole e il colore desiderato.

Correttore *(corrigens)*
Termine introdotto dalla Scuola salernitana per indicare una o più piante aggiunte alla miscela per migliorare le caratteristiche organolettiche della tisana, conferendole un gusto gradevole o correggendone sapore e aroma.

Decotto
Parola che deriva dal latino *decoctum*, bollire sotto. Preparazione fitoterapica il cui solvente è l'acqua (idrolito). Il decotto consiste nel fare bollire le piante medicinali in acqua per un tempo da 5 a 20 minuti. Quando le droghe sono finemente tagliate bastano 5 minuti, mentre sono necessari 20 minuti se sono dure o legnose. La dose media abituale è di 3 cucchiai di droga in 2 tazze di acqua

Drenaggio
Tecnica fitoterapica che consiste nello stimolare gli organi di eliminazione (fegato, intestino, rene, polmoni) mediante piante medici-

nali, a una posologia inferiore a quella terapeutica e per un periodo sufficientemente lungo (almeno un mese).

Droga

Termine che origina dall'olandese *droog*, 'secco', in riferimento alle spezie orientali che venivano fatte essiccare. In fitoterapia indica la parte della pianta con la massima concentrazione in principi attivi e impiegata a scopo terapeutico.

Emmenagogo

Si dice di sostanza che facilita il mestruo e la normalizzazione del ciclo mestruale.

F.U. IX

Acronimo di Farmacopea Ufficiale Italiana IX edizione (1992).

Infuso

Preparazione fitoterapica il cui solvente è l'acqua (idrolito). Si ottiene versando acqua bollente su piante medicinali in un recipiente a chiusura per evitare la perdita di oli volatili. Si lascia riposare per 5-15 minuti e quindi si filtra. La dose media abituale è da 1 a 3 cucchiai da tè per una tazza di acqua. L'infuso va assunto immediatamente.

Sinergia

Parola che deriva dal greco *syn*, 'insieme', e *érgon*, 'opera'. Potenziamento dell'efficacia da parte di due o più elementi o sostanze.

Tisana

Soluzione acquosa diluita di sostanze medicamentose, formate da fitocomplessi, da utilizzarsi per via orale. Una tisana si può preparare con una o con più erbe. Esistono diversi tipi di tisane a seconda del metodo estrattivo utilizzato (infuso, decotto, macerato).

Indice analitico delle piante medicinali

Indice analitico delle indicazioni terapeutiche

Della stessa collana:

1 Omeopatia dalla A alla Z
2 Fitoterapia dalla A alla Z
3 Malattie da raffreddamento. Prevenzione e trattamento
4 Le malattie dell'infanzia. Prevenzione e trattamento
5 Stress e malattia. Prevenzione e trattamento
6 Oligoterapia dalla A alla Z
7 Gemmoterapia dalla A alla Z
8 Alimentazione, nutriterapia e salute
9 I disturbi della menopausa
10 La prevenzione del cancro. 10 regole d'oro
11 Bellezza e salute secondo natura. La cura quotidiana del corpo
12 Colesterolo elevato, un nemico invisibile
13 Pressione arteriosa e disturbi circolatori. La protezione vascolare naturale
14 Aromaterapia dalla A alla Z. Il benessere con gli oli essenziali
15 Ansia e depressione
16 I fiori di Bach. Consapevolezza e riequilibrio delle emozioni
17 I disturbi sessuali. Piacere sessuale e medicina naturale
18 I dolori reumatici. Prevenzione e terapia naturale
19 Dieta e gruppi sanguigni. La proposta rivoluzionaria di Peter D'Adamo
20 Digitopressione. Punti e meridiani per la riarmonizzazione energetica
21 Cellulite. Trattamento radicale in dieci punti
22 Pronto soccorso naturale. Nelle emergenze semplici e in attesa del medico

23 Casa sana dalla A alla Z.
Abitare la salute
24 Cure depurative.
Sette vie per una purificazione naturale
25 Ginseng.
La radice della vitalità
26 Il mal di testa.
Prevenzione e cura naturale
27 Le allergie.
Prevenzione e cura naturale
28 Insonnia.
Prevenzione e cura naturale dei disturbi del sonno
29 Ginkgo.
Il ventaglio della lunga vita
30 La pelle dalla A alla Z.
Eruzioni cutanee e cure naturali
31 I sali di Schüssler.
Una terapia omeopatica semplificata
32 Papaia.
Albero d'oro dell'eterna giovinezza
33 Dimagrire secondo natura.
Peso forma, sovrappeso, obesità e salute.
34 Propoli.
La salute dai prodotti dell'alveare.
35 Aloe.
Una farmacia in una pianta.
36 Magnesio.
Elisir di calma e vitalità.
37 Kousmine per tutti i giorni.
Lo stile di vita salutare.
38 Osteoporosi.
10 consigli d'oro per la prevenzione e la cura.
39 I fermenti lattici.
Riequilibrio intestinale e benessere quotidiano.
40 Mal di schiena.
Come proteggere la colonna vertebrale.
41 Non fumo più.
Come smettere di fumare ed evitare le ricadute.